자연의 멋과 향을 내 피부에 그대로
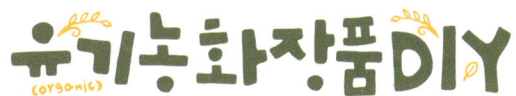

자연의 멋과 향을 내 피부에 그대로
유기농(Organic) 화장품 DIY

2015. 10. 30. 1판 1쇄 인쇄
2015. 11. 10. 1판 1쇄 발행

지은이 | 최성철, 전태연, 유주연
펴낸이 | 이종춘
펴낸곳 | BM 성안당

주 소 | 121-838 서울시 마포구 양화로 127 첨단빌딩 5층(출판기획 R&D 센터)
       413-120 경기도 파주시 문발로 112(제작 및 물류)
전 화 | 02) 3142-0036
       031) 950-6300
팩 스 | 031) 955-0510
등 록 | 1973. 2. 1. 제13-12호
홈페이지 | www.cyber.co.kr
ISBN | 978-89-315-7895-9 (13590)
정가 | 15,000원

저자와의
협의하에
인지생략

이 책을 만든 사람들
책임 | 최옥현
진행 | 염병문
본문·표지 디자인 | 디박스
스타일리스트 | 신선미
사진 | 최한대
홍보 | 전지혜
국제부 | 이선민, 조혜란, 신미성, 김필호
마케팅 | 본철, 차정욱, 나진호, 이동후, 강호묵
제작 | 김유석

www.cyber.co.kr
성안당 Web 사이트

이 책의 어느 부분도 저작권자나 BM 성안당 발행인의 승인 문서 없이 일부 또는 전부를 사진 복사나 디스크 복사 및 기타 정보 재생 시스템을 비롯하여 현재 알려지거나 향후 발명될 어떤 전기적, 기계적 또는 다른 수단을 통해 복사, 재생하거나 이용할 수 없음.

※ 잘못된 책은 바꾸어 드립니다.

자연의 멋과 향을 내 피부에 그대로

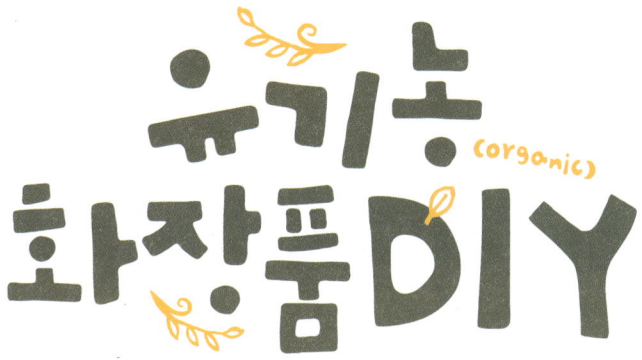
유기농 (organic) 화장품 DIY

최성철, 전태연, 유주연 지음

BM 성안당

PROLOGUE

어느 날부터 우리 사회에 '웰빙(WELLBEING)'이라는 말이 많이 사용되고 있습니다. 우리말로는 '참살이'라고도 하는데, 이 참살이(웰빙) 문화와 유기농 화장품과의 연관성은 무엇일까요? 그것은 먼저 웰빙(참살이) 문화와 유기 농업의 연관성에 기인하고, 유기 농업과 유기농 화장품의 연관성에서 의미를 찾는다면 이해가 더욱 쉬워질 것입니다.

지구는 하나의 생명체로 인식되어 자연 순환의 과정을 거치며 인간도 함께 살아가는 곳입니다. 지속 가능한 환경을 유지하기 위한 노력과 더불어 농약이나 화학 성분 없는 먹거리와 생활용품 등에 대한 기대와 함께 행복하고 싶은 마음으로부터 나타나는 현상이 웰빙(참살이) 문화라고 할 수 있습니다. 화학 농약이나 제초제, 살충제와 같은 유해 화학 성분을 사용하지 않고 농사를 짓는 유기 농산물과 그 유기 농산물을 추출 및 가공하여 화장품의 원료로 사용해서 만든 제품이 바로 유기농 화장품이라고 할 수 있습니다.

인간의 피부가 숨을 쉰다는 것은 상식입니다. 피부에 화학 성분을 바르면 안 된다는 기본적인 생각에서 출발한 유기농 화장품은 그 시장이 급속도로 확산되고 있으며 유기농 화장품 시장은 유행이 아니며 앞으로 지속 가능한 산업 분야로써 자리매김하고 있습니다.

유기농 화장품은 2010년, 「유기농 화장품 표시·광고 가이드라인」이라는 제도적인 기준에서 최근 2014년 12월 24일 식약처로부터 「유기농 화장품의 기준에 관한 제정고시」가 공표되었습니다. 따라서 국내에서도 유기농 화장품의 기준이 법제화되었습니다. 그에 따라 국내 유기농 화장품 인증에 대한 인정 및 인증 기준이나 로고 등이 시급하게 필요한 시점에 있습니다.

이 책에서 언급하는 유기농 화장품의 레시피는 국내 「유기농 화장품의 기준에 관한 제정고시」의 기준에 들어맞도록 만들어졌으며, 주요 원료는 국내산 유기농 인증 원료를 추출 및 가공하여 실제로 직접 만든 것입니다. 또한, 만들어진 제품의 효능 및 효과와 사용감 등은 문제가 발생하지 않도록 엄격하게 테스트하였습니다.

국내산 유기농 화장품의 이용은 국내 유기 농업의 발전에 이바지하는 행복한 소비와 더불어 지구의 환경과 미래를 생각하는 의미 있는 일입니다. 많은 분이 이처럼 의미 있는 일에 동참하여 유기농 화장품을 사용할 수 있게 되길 바라며, 이 책이 그분들을 위한 친절한 지침서가 되길 기대해 봅니다. 감사합니다.

최성철, 전태연, 유주연

CONTENTS

PROLOGUE

INTRO
유기농이란? 008
천연·유기농 화장품이란? 009
국가별 천연·유기농 화장품 인증 기준 011
유기농 화장품 왜 사용해야 하나? 012

PART 1
유기농 화장품DIY에 필요한 기초지식 알아보기

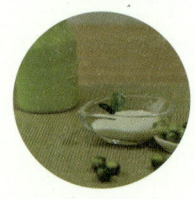

1 | 화장품 관련 용어 알아보기 016
2 | 기능성 화장품의(Functional Cosmetics) 개념 및 종류 알아보기 018
3 | 유기농 화장품 만들 때 필요한 도구 알아보기 020
4 | 화장품 만들 때 주의할 점 알아보기 022
5 | 화장품 원료 알아보기 024

PART 2
피부 건강 up, 유기농 스킨DIY

강력한 항산화 작용 모링가 스킨 036
매끄럽고 투명한 피부로 사과 수 스킨 038
보습력과 청결이 하나로 오이 수 스킨 040

PART 3
피부 건강 up, 유기농 로션DIY

영양소가 풍부한 기적의 나무 모링가 로션 044
친화력 좋은 천연 보호막 스쿠알란 로션 046
신진대사를 촉진하는 로즈마리 로션 048
전신 미용 효과 캐모마일 바디 보습 로션 050

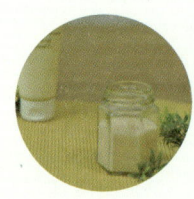

PART 4
피부 건강 up, 유기농 크림DIY

미백 효과와 민감성 피부에 맞는 모링가 이중 기능성 멀티 크림 054
흡수력이 뛰어나고 탱탱한 피부로 호호바 나이트 크림 056
탄력 up, 복합성 피부에 맞는 히알루론산 데이 크림 058
주름 개선, 피부를 탄력 있게 아데노신 주름 기능성 아이 크림 060

PART 5
피부 건강 up, 유기농 에센스 DIY

하늘의 기적 알로에 진정 에센스 064
터키 황실의 향기 다마스크 로즈 에센스 066
탱탱한 피부로 젊음을 찾아주는 콜라겐 에센스 068
피부 재생에 효과적인 병풀 세럼 070

PART 6
피부 건강 UP, 유기농 오일 DIY

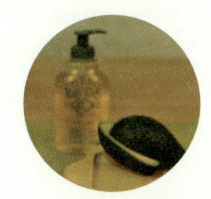

아토피 피부를 위한 달맞이 꽃 페이스 오일 **074**
늘 촉촉한 피부를 위한 헤이즐넛 바디 오일 **076**
보드라운 아기 피부로 아몬드 마사지 오일 **078**

PART 7
피부 건강 UP, 유기농 립밤 DIY

모로코 베르민족의 치료제 아르간 립밤(립스틱형) **082**
지친 피부를 진정시키는 동백 페이스 밤(스틱형) **084**
거칠어진 피부를 촉촉하게 해주는 시어버터 멀티 밤 **086**
피로한 발에 상쾌한 쿨링 효과 마유 힐 밤 **088**

PART 8
피부 건강 UP, 유기농 욕실 용품(비누, 클렌저, 샴푸)

매끄러운 피부결의 비밀 천연 호호바 비누 **092**
깨끗하고 부드러운 피부로 천연 모링가 비누 **094**
피부 트러블이 걱정되면 올리브 클렌징 오일 **096**
탁월한 세정력 · 스킨 케어 효과 티트리 클렌징 워터 **098**
민감성 두피, 탈모에 좋은 어성초 천연 샴푸 **100**

PART 9
피부 건강 UP, 유기농 팩과 여성 청결제 DIY

피부에 활력을 주는 모링가 팩 **104**
피부 재생 효과가 뛰어난 라벤더 마스크 시트 팩 **106**
혈액 순환을 좋게 하는 쑥 여성 청결제 **108**

PART 10
아기들을 위한 베이비 유기농 화장품 DIY

아토피, 건성 피부에 좋은 카렌듈라 베이비 로션 **112**
항염 · 진정 효과가 뛰어난 벚꽃 베이비 미스트 **114**
기저귀 발진, 피부에 흡수가 잘되는 아보카도 베이비 오일 **116**
건강한 두피로 만들려면 베이비 천연 바스 & 샴푸 **118**

BONUS
피부 건강 UP, 유기농 기능성 화장품 DIY

멜라닌 색소를 억제하는 미백 기능성 알부틴 스킨 **122**
주름 개선 효과가 탁월한 주름 기능성 로션 **123**
피부를 탱탱하게 주름 기능성 마스크 시트 팩 **124**
피부색을 환하게 미백 기능성 마스크 시트 팩 **125**
탄력 있고 건강한 피부로 탄력 증강 마스크 시트 팩 **126**
피부를 투명하고 매끄럽게 미백 기능성 애플 수분 크림 **127**
아로마 오일로 상쾌하게 남성 청결제 **128**

APPENDIX
유기농 화장품 관련 법령 정보 알아보기

Ⅰ. 평가 요소별 규제 영향 분석 **130**
Ⅱ. 규제 영향 분석서 **133**
Ⅲ. 유기농 화장품의 유기농 원료 함량 계산 **145**
Ⅳ. 국제 유기농 화장품 인증 기관 **148**
Ⅴ. 화장품의 허위 · 과대 광고에 관한 가이드라인 **153**

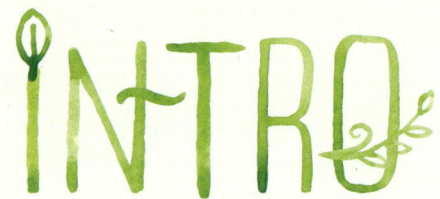

유기농이란?

우리나라에서는 친환경 농업을 유기 농업이라고 이해하고 있는데, 유기 농업은 합성 농약, 화학 비료 등 화학 투입 자재의 사용을 최대한 줄이고 유기질 비료 사용, 저독성 농약의 개발, 생물학적 병충해 방제 등을 더욱 많이 도입하여 지역 자원과 환경을 보전하면서 장기적으로 일정한 생산성과 수익성을 확보하고 안전 식품을 생산하는 농업 형태이다. 또한, 윤작과 혼작 등을 증가시키고 경종과 축산을 결합한 유축순환 농업으로, 토양 생태계를 보전하며 생물 종 다양성을 유지하여 병충해에 대한 내성을 기르고 동물이나 식물, 미생물 등에 의한 물질 순화 능력을 회복시켜 자연 생태계 조건과 가깝게 만드는 것이다.

친환경 농업은 농약의 안전 사용 기준을 준수하고 적절한 가축 사료 첨가제 사용, 작물별 시비 기준량 준수 등 화학 자재 사용을 적정 수준으로 유지하고 가축의 재활용 등을 통해 환경을 보전하는 농축임산물을 생산하는 농업이다. 친환경 농산물은 생산 방법과 사용 자재에 따라 유기농 농산물, 무농약 농산물로 분류하고 있다.

천연·유기농 화장품이란?

사전적 의미로 보면 '천연(Natural)'은 자연 그대로 가공하지 않은 것이며 '유기농(Organic)'은 살충제나 인공 비료, 인공 화합물을 사용하지 않는 제품 등이라고 하였다. 기본적으로 천연·유기농 화장품을 표현하기 위해서는 유기농 화장품의 원료가 무엇인지부터 정의되어야 한다.

유기농 화장품이란 유기 농법으로 재배한 유기농 원료, 동·식물이나 그 유래 원료 등으로 화학적인 방법으로 처리하지 않고 제조한 것으로, 식품의약품안전처장이 정하는 기준에 맞는 화장품을 말한다. 유기농 화장품과 유기농 원료의 정의는 법적으로 구분돼 있다.

화장품법 전면 개정('11.8.4)에 따라, 동법 제2조(정의)제3호 '유기농 화장품'이란 유기농 원료, 동·식물이나 그 유래 원료 등으로 제조되고, 식품의약품안정처장이 정하는 기준에 맞는 화장품을 말한다. 또한 '유기농 화장품의 기준에 관한 규정(2014.12.24.)'에서 제1장 총칙 제2조(용어의 정의)에서 1항의

 가) '유기농 원료'란 '친환경 농어업 육성 및 유기 식품 등의 관리·지원에 관한 법률'에 따른 유기 농수산물 또는 이를 이 고시에서 허용하는 물리적 공정에 따라 가공한 것.
 나) 외국 정부(미국, 유럽연합, 일본 등)에서 정한 기준에 따른 인증 기관으로부터 유기 농수산물로 인증받거나 이를 이 고시에서 허용하는 물리적 공정에 따라 가공한 것.
 다) 국제유기농업운동연맹(IFOAM)에 등록된 인증기관으로부터 유기농 원료로 인증받거나 이를 이 고시에서 허용하는 물리적 공정에 따라 가공한 것이라고 법적으로 정의하고 있다.

세부적인 내용은 식약처의 고시에 따라서 「유기농 화장품에 대한 기준에 관한 고시」에서 유기농 원료 및 원료 조성 등에 관한 내용을 자세하게 확인할 수 있다. (부록 참고)

유기농 화장품을 제조하기 위해서는 천연 원료를 기본으로 하여 여기에 유기농 인증 원료의 함량에 따라서 결정되는 부분으로, 유기농 화장품과 일반 화장품은 제조상에서 상당한 차이를 가지고 있다. 또한 계면활성제(유화제), 방부제, 실리콘 계열, 점증제, 향료 등이 일반 화장품과 유기농 화장품에서 가장 두드러지게 차이가 난다.

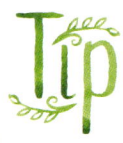

유기농 화장품의 표준화 및 규제화

기존의 화장품에 대한 인식은 사람의 몸을 아름답게 보이고 청결을 유지하기 위하여 사용되는 물품으로 생각하였으나 외모의 중요성이 커지면서 화장품에 대한 생각이 변화하고 있다. 단순히 피부에 바르는 개념에서 육체적, 정신적, 건강까지 생각하는 유기농 패러다임으로 변화되면서 유기농 식품의 인식을 넘어 피부에도 유기농을 바르자는 수요가 증가하고 있다. 이런 과정에서 유기농 화장품 업체들은 유기농 인증 기반으로 인증 제도, 시험 검사 등의 안정성, 공통된 표준화 등의 규제화에 대한 환경에 직면해 가고 있다.

우리나라는 유기농 화장품에 대한 인증 제도가 없어 무분별하게 유기농 화장품이라고 브랜드화시켜서 출시되고 소비자의 신뢰성에 대한 불안감과 혼선 탓에 과도기적 부작용이 많았다. 그에 따라 2010년 1월부터 식약처에서 「유기농 화장품 표시·광고 가이드라인」이 발표 및 시행되었고 이것이 유기농 화장품에 대한 제도적인 기초가 되었다.

2011년 6월에 국회 본회의에서 통과된 화장품법 전부 개정안에 따라 2012년 2월 화장품법 시행 규칙이 공포되었는데 이 내용에는 제2조 3항에 "유기농 화장품이란"의 문구를 신설함으로써 법적인 기준이 만들어졌다. 식약처의 「유기농 화장품 표시·광고 가이드라인」에 이어 유기농 화장품 시장의 성장과 맞물려 국내 유기농 화장품 인증 기준에 대한 요구가 증폭되고 있다.

유기농 화장품에 대한 국제 시장의 움직임과 국내 수입 유통되는 유기농 화장품 시장의 증폭 때문에 우리나라도 국내뿐만 아니라 국제적으로도 인증받을 수 있는 유기농 화장품에 관한 인증 기준 및 인증 제도가 소비자를 비롯한 업계의 요청이 이어지고 있다. 더불어 국내 유기농 화장품 인증 기관의 필요성이 시급하게 되어 지식경제부 주관 2012 제주광역경제권 선도 산업으로 「국내 유기농 화장품 인증시스템 운영 및 기업지원서비스 사업」이 제주테크노파크 주관 기관으로 대한뷰티산업진흥원과 제주대화장품과학연구센터 3개 기관이 공동으로 참여하여 국비 15억 원을 지원받아 35개월간 국내 유기농 화장품 인증 기준 시스템을 개발하고 있다. 2015년부터는 국내 유기농 화장품 인증에 대한 시범 사업이 진행될 예정에 있다.

최근 국내 「유기농 화장품의 기준에 관한 제정 고시」가 2014년 12월 24일에 식약처로부터 공표되었으며 2015년 07월 01일부터 실행하게 된다. 이 책의 부록에서 제정 고시 내용을 확인할 수 있다.

국가별 천연·유기농 화장품 인증 기준

유기농 화장품은 유기농 원료 함량 비율에 따라 인증 기준이 정해져 있으며 국제적으로 같다. 일반적으로 인증받은 유기농 원료나 천연 원료의 함량을 표기하여 소비자의 혼돈을 피하고자 노력하고 있다. 하지만 국가별 인증 기준에 따라 차이가 있으므로 국제적으로 무역 장벽이 될 수 있다. 유기농 화장품의 유기농 함량에 따른 인증 기준 비교는 아래 표와 같다.

유기농 화장품의 유기농 함량에 따른 인증 기준 비교

구분	인증 기준	인증 마크
ECOCERT COSME-BIO (프랑스)	· 95% 이상 천연 유래 원료 · 식물 성분 95% 이상 유기농 성분 · 10% 이상 유기농 원료(전체 성분 중)	ECOCERT
USDA (미국)	· 95% 이상 유기농 원료(물, 소금 제외)	USDA
COSMOS (EU)	· 95% 이상 천연 유래 원료 · 식물 성분 95% 이상 유기농 성분 · 20% 이상 유기농 원료(전체 성분 중)	관련된 5개 기관 연동 표기
MFDS 유기농 화장품 기준에 관한 제정 고시	· 10% 이상 유기농 원료(전체 성분 중) · 95% 이상 유기농 원료(물, 소금 제외)	없음 제품명에 유기농 사용 가능

10% 이상 유기농 원료(물, 소금 포함)

국내 유기농 화장품 제조업들은 국제적인 동등성 확인을 통한 수출과 국내 시장에서 해외 유기농 인증 상품들과 경쟁하기 위하여 해외 인증을 받는 사례가 증가하고 있다. 한국에서 생산된 유기농 화장품 중에 해외 인증을 받은 상품 중 ECOCERT 인증이 가장 많은 비율을 차지하고 있다. 이는 다른 인증 기준에 비하여 인증받기 쉬운 인증 기준이라고 할 수 있다. 유기농 인증 로고를 상품에 표시하는 것은 소비자의 관심을 끄는데 상당한 역할을 한다. 국제적으로 각 상품의 진출국 인증을 받은 것 역시 판매를 위한 소비자 홍보 활동의 하나로 볼 수 있다. 여성들이 유기농 화장품 구매 시 유기농 인증 기관 마크를 확인하는 여성이 약 60%인 것으로 나타났으며, 상당수의 화장품이 이중으로 인증을 받아 두 가지의 로고를 사용할 때 소비자의 인지도가 더 높게 나타났다고 한다. 2014년 기준으로 한국에서 유통 판매되고 있는 유기농 화장품의 가장 많은 인증 기준은 ECOCERT(프랑스), BIDH(독일), COSME-BIO(프랑스) 순으로 차지하고 있다. 이들은 프랑스와 독일의 인증 기준으로 전체의 약 75%를 차지하고 있다. 이들 3개는 유기농 화장품 인증기관으로써 세계에서 가장 큰 규모를 가지고 있다. 특히 EOCERT(프랑스) 인증 기관은 ISO 규정을 준수하며 전 세계 1천여 곳 이상에서 인증을 주고 있으며 화장품뿐만 아니라 방향제 등에 대한 인증도 해주고 있다.

유기농 화장품 왜 사용해야 하나?

화장품은 오래전부터 생활필수품으로 사용됐다. 현대인들은 하루에 적게는 한 가지, 많게는 수십 가지의 화장품을 사용하고 있다. 남녀노소 피부 타입별로 선택할 수 있는 다양한 화장품들이 출시되고 있다. 화장품이 다양해질수록 위험성이나 부작용이 심심찮게 나타나고 이러한 위험성이나 알레르기를 최소화하기 위해 유기농 화장품 또는 천연 화장품을 찾는 소비자들이 증가하고 있다.

현재 우리가 바르고 있는 화장품이나 욕실 용품들은 대부분 화학 성분과 화학 공정을 거쳐 만든 합성 제품들이다. 원가를 절감하기 위해서는 싼 원료로 제품을 만들고 그럴싸하게 포장하여 홍보를 통해 소비자의 심리를 유도한다. 문제는 싼 원료가 대부분 화학적 합성 성분이며 기능성, 보습력, 발림성, 지속력, 향 등을 향상시키기 위해 다양하게 첨가된다.

이렇게 화학적 제품에 지속적으로 노출이 되면 피부 이상, 아토피, 알레르기 등 다양한 형태로 나타나게 되며 더욱 심각해질 수 있다. 최근 환경 오염이 더 심각해지면서 피부 면역력이 저하되고 아토피나 천식, 비염 등 알레르기 질환들이 점점 증가하고 있다. 면역력을 강화시키고 건강을 위해서 좋은 식품, 좋은 음식들을 선택하려는 소비자가 점차 증가하고 있고 이 때문에 유기농 및 친환경 제품들의 소비 또한 지속해서 증가하고 있지만 피부에 바르거나 씻는 제품들에 대해서는 아직은 관대한 것 같다.

유기농이나 천연 재료들은 자극성이 적고 분해가 잘되어 피부 속에 자연스럽게 스며들고 환경 오염에 크게 영향을 미치지 않지만, 화학 재료들은 자극성이 높고 분해가 잘되지 않아 토양 및 환경 오염에 큰 영향을 미친다. 또한, 피부 속에 잔여물로 남아 피부 이상 및 알레르기를 유발할 수 있다. 사람들은 자연으로부터 정신적, 육체적 건강이 치유된다는 사실은 모두 알고 있다. 피부도 마찬가지로 금방 효과가 나타나는 것보다 지속적인 안전함과 자연의 재료를 이용하여 피부 스스로 균형을 맞추고 건강한 피부, 면역력이 강한 피부로 만들어가는 것이 중요하다.

현재 유기농 화장품이나 천연 화장품들도 많이 출시되고 있는데 유기농 화장품과 천연 화장품은 조금 다르다는 사실을 잘 인식하지 못하는 것 같다. 천연 화장품이 유기농 화장이라고 인식하는 경우가 종종 있다. 유기농 화장품은 식물성 성분만의 제조 과정으로 보면 천연 화장품과 비슷하지만, 원료의 원산지 관리, 가공 공정 관리, 유기 농법으로 재배한 유기농 인증 원료를 선택하여 더욱 안전하고 자연의 멋과 향을 전하는 차별화된 제품이다.

유기농 화장품으로 인증받은 제품은

① 신체적, 정신적 건강뿐만 아니라 토양과 자연환경에도 좋은 영향을 미친다.
② 유기농 함량 및 전 성분을 확인할 수 있다.
③ 피부 이상을 유발하는 화학 성분이나 유해 성분을 사용하지 않는다.
④ 유통기한은 일반 화장품보다 짧지만 보다 안전하고 신선함을 유지해준다.

또한, 값비싼 화장품일지라도 광고에 현혹되지 말고 제품에 함유된 성분을 꼼꼼히 보고 판단하여 사용하는 것도 중요한 부분이다.

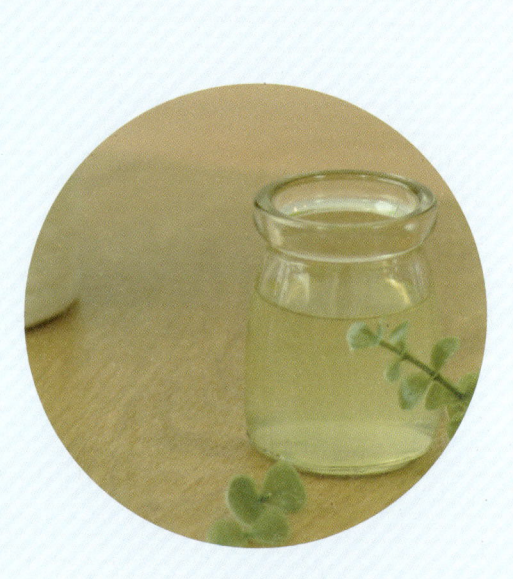
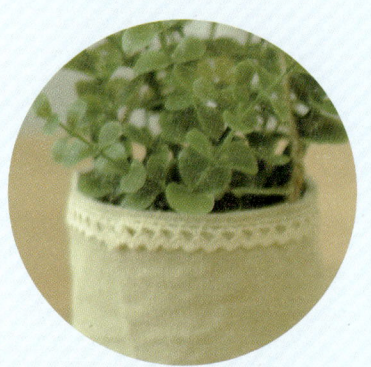

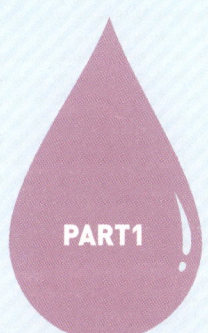

유기농 화장품 DIY에 필요한 기초 지식 알아보기

1 화장품 관련 용어 알아보기

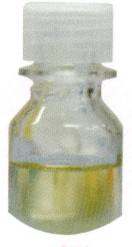
가용화제

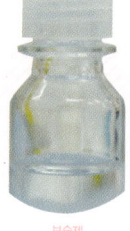
보습제

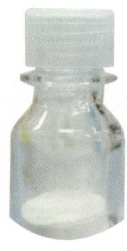
점도조절제

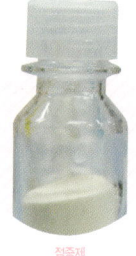
점증제

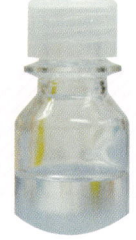
정제수

가용화제(Solubiliser Agent)
- 난용성 물질을 용해도 이상으로 용해하는 계면활성제이다. 서로 섞이지 않는 물과 오일에 첨가하여 아주 미세하게 분해하여 용해한 것과 같은 효과를 주는 물질로 물에 섞인 소량의 오일을 녹여주는 역할을 한다.
- 주로 투명한 액체류(스킨, 미스트) 화장품을 만들 때 사용한다.

계면활성제(Surfactant)
- 계면에 흡착하여 계면의 성질을 현저히 변화시키는 물질로 유화제, 가용화제, 분산제, 습윤제, 대전방지제, 살균제 등의 기능이 있다.
- 우리가 흔히 알고 있는 유화제의 기능으로 서로 잘 섞이지 않는 물질들을 섞일 수 있도록 도와주는 물질이다.
- 물과 기름은 서로 섞이지 않고 분리되어 층이 나뉘는데 계면활성제를 첨가하면 두 성분이 잘 섞이도록 도와주거나 완전하게 분리해 주는 역할을 한다.
- 계면활성제는 이온의 활성에 따라 양이온 계면활성제, 음이온 계면활성제, 양쪽성 계면활성제, 비이온 계면활성제로 나눌 수 있는데 피부 자극을 강하게 주는 순서는 '양이온 계면활성제 > 음이온 계면활성제 > 양쪽성 계면활성제 > 비이온 계면활성제' 순서이다.

보습제(Humectant)
- 피부 내 존재하는 수분을 유지하고 피부나 모발에 수분을 공급하여 오랫동안 촉촉함을 유지해 주는 성분으로 폴리올이나 당류를 포함한 고분자 성분들이 많다.
- 보습제는 수분을 보유하려는 보습 성분과 수분이 달아나지 않게 유지하는 유연 성분의 역할을 하면서 수분을 유지해준다.
- 글리세린은 천연 보습제로 보습력이 뛰어나 로션이나 크림 등 여러 레시피에 많이 사용된다.

천연 방부제(Preservative)
- 화장품에 세균 또는 미생물의 발생을 억제하고 이러한 세균류에 의해 제품이 변질하는 것을 막아주고 보존 중 순도를 유지하기 위해 방부제가 첨가된다.
- 방부제는 인체에 해가 없어야 하며 제품 품질에 손상을 주지 말아야 한다.
- 점차 방부 능력이 있는 천연의 성분들로 대체가 활발하게 진행되고 있으며 유효 기간이 긴 제품들이 개발되고 있다.

점도 조절제(Viscodity Controlling Agent)
- 화장품에 점도를 증가시키거나 감소시키는 성분으로 안전성과 사용감에 영향을 미치며 주로 고형물, 점증제 등에 사용된다.
- 천연 성분인 펙틴, 잔탄검, 구아검, 스클레로튬검, 카라기난검, 기타 다당류 등이 있다.

점증제(Thickener)
- 제품의 점도를 올려주기 위해 첨가하는 성분으로 수용성과 유용성이 있다. 주로 식물에서 추출하거나 미생물의 발효 과정에서 유래한 성분으로 젤 타입의 화장품, 샴푸, 클렌저, 물비누 등 화장품의 점성을 높이기 위해 사용된다.

정제수(Deionized water)
- 상수를 증류, 역삼투압, 흡착, 자외선 살균을 선택적으로 정제한 물이다. 무색, 무취, 투명한 액상으로 비누를 만들 때 가성 소다를 녹이거나 화장품 만들 때 워터류로 사용된다.

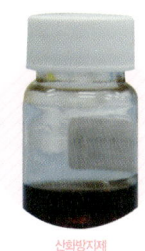 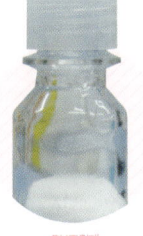 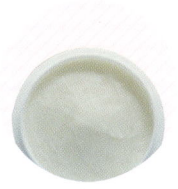 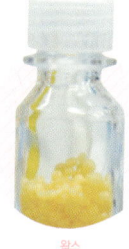
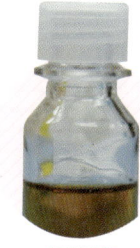 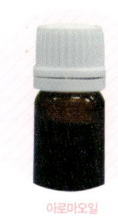 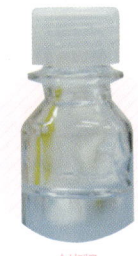

피부 컨디셔닝제(Skin conditioning Agent)
- 건조하거나 손상된 피부를 개선하고 피부의 유연성을 회복시키는 물질로 피부 특성에 변화를 주어 피부 상태를 개선하는 성분이다.

산화방지제(Antioxidant)
- 유기농 오일, 버터, 왁스, 에센셜 오일 등의 원료 중 불포화 지방산은 공기 중 산소와 결합하면 자동 산화를 일으켜 산패가 촉진된다. 이는 불쾌한 냄새 및 피부 자극의 원인이 되며 변취와 변색이 발생하여 제품의 품질을 저하하는데 이러한 산화 반응을 억제하기 위해 사용하는 성분이다.

pH 조절제(pH Adjuster)
- 제품의 산도를 조절하여 제형 안정화, 피부 안전성을 위해 쓰이는 물질이다.
- 건강한 피부를 유지하는 데 가장 적합한 pH는 약산성(4.5~6.5)을 띠는 게 좋다.

버터류(Butter type)
- 코코아버터, 시어버터 등은 보습력이 좋은 화장품이나 단단한 비누를 만들 때 사용하는 재료로 실온에서는 고체 상태이며 다른 오일과 함께 녹여서 사용한다.

왁스 에스테르(Wax Ester)
- 고급 지방산과 고급 알코올의 에스테르가 주성분으로, 실온에서 액체 상태와 고체 상태가 있다.

추출물(Extract)
- 주로 식물에서 필요로 하는 유효 성분을 여러 방식으로 뽑아낸 잔액을 말한다.

가성 소다
- 가성 소다는 강알칼리성으로 비누를 만들 때 사용하며 오일의 지방산과 결합하여 비누염을 만든다.

플로랄 워터(Floral Water)
- 에센셜 오일을 증류하여 추출하는 과정에서 얻어지는 수용성 성분으로 진정, 수렴 등 피부 보호와 은은한 향을 가지고 있는 천연 화장수이다.

에센셜 오일(Essential Oil), 아로마(Aroma)
- 천연 식물의 꽃, 줄기, 뿌리, 열매 등 향이 나는 식물 재료를 물리적인 방법으로 얻어낸 휘발성 물질을 말한다.

수상 재료(Water phase material)
- 수상 성분은 수용성이며 물에 녹는 모든 물질을 말한다.
- 정제수를 포함하여 다가 알코올, 천연 보습 인자 등의 수상 성분이 있으며 기초 화장품을 만들 때 기본적으로 사용되는 성분이다.

유상 재료(Oil phase material)
- 유상 성분은 지용성이며 오일에 녹는 모든 물질을 말한다.
- 오일이나 기름과 잘 섞이는 것으로 식물의 열매, 동물의 지방에서 얻은 기름 성분들이 포함된다.
- 유화 제품을 만드는 데 많이 사용되며 기초 화장품에 사용되는 성분이다.

2 기능성 화장품의
(Functional Cosmetics)
개념 및 종류 알아보기

기능성 화장품의 개념

기능성 화장품이란 피부의 미백에 도움을 주는 제품, 피부의 주름 개선에 도움을 주는 제품, 피부를 곱게 태워주거나 자외선으로부터 피부를 보호하기 위해 도움을 주는 제품을 말하며 일반 화장품보다 특정한 기능을 강조한 화장품을 말한다.

기능성 화장품의 이용

기능성 화장품은 피부 미백, 주름 개선, 자외선 차단의 단일 기능성만을 강조한 화장품이 가장 많이 사용되고 있으며, 두 가지의 기능성을 혼합한 기능성 화장품은 미백과 주름 개선의 기능을 혼합한 제품이 가장 많이 사용되고 있다. 모든 기능성을 혼합한 삼중 기능성 화장품도 사용량이 매년 꾸준히 증가하고 있다.

피부의 미백에 도움을 주는 제품

피부의 미백에 도움을 주는 제품이란 피부에 멜라닌 색소가 침착하는 것을 방지하여 기미·주근깨 등의 생성을 억제함으로써 피부의 미백에 도움을 주는 기능을 갖거나 피부에 침착된 멜라닌 색소의 색을 엷게 하여 피부의 미백에 도움을 주는 기능을 가진 화장품을 말한다.

피부의 주름 개선에 도움을 주는 제품

피부의 주름 개선에 도움을 주는 제품이란 피부에 탄력을 주어 피부의 주름을 완화 또는 개선하는 기능을 가진 화장품을 말한다.

피부의 미백에 도움을 주는 성분 및 함량

연번	성분명	함량
1	닥나무추출물	2%
2	알부틴	2~5%
3	에칠아스코빌에텔	1~2%
4	유용성감초추출물	0.05%
5	아스코빌글루코사이드	2%
6	마그네슘아스코빌포스페이트	3%
7	나이아신아마이드	2~5%
8	알파-비사보롤	0.5%
9	아스코빌테트라이소팔미테이트	2%

피부의 주름 개선에 도움을 주는 성분 및 함량

연번	성분명	함량
1	레티놀	2,500IU/g
2	레티닐팔미테이트	10,000IU/g
3	아데노신	0.04%
4	폴리에톡실레이티드레틴아마이드	0.05~0.2%

자외선으로부터 피부를 보호하는 데 도움을 주는 제품

자외선으로부터 피부를 보호하는 데 도움을 주는 제품이란 강한 햇볕을 방지하여 피부를 곱게 태워주는 기능을 가진 화장품 및 자외선을 차단 또는 산란시켜 자외선으로부터 피부를 보호하는 기능을 가진 화장품을 말한다.

피부를 곱게 태워주거나 자외선으로부터 피부를 보호하는 데 도움을 주는 성분 및 함량

연번	성분명	함량	연번	성분명	함량
1	글리세릴파바	0.5%~3%	16	파라아미노벤조익애씨드(파바)	0.5%~5%
2	드로메트리졸	0.5%~7%	17	페닐벤즈이미다졸설포닉애씨드	0.5%~4%
3	디갈로일트리올리에이트	0.5%~5%	18	호모살레이트	0.5%~10%
4	4-메칠벤질리덴캠퍼	0.5%~5%	19	징크옥사이드	25%(자외선 차단 성분으로 최대 함량)
5	멘틸안트라닐레이트	0.5%~5%	20	티타늄디옥사이드	25%(자외선 차단 성분으로 최대 함량)
6	벤조페논-3	0.5%~5%	21	이소아밀p-메톡시신나메이트	10%(최대 함량)
7	벤조페논-4	0.5%~5%	22	비스-에칠헥실옥시페놀메톡시페닐트리아진	10%(최대 함량)
8	벤조페논-8	0.5%~3%	23	디소듐페닐디벤즈이미다졸테트라설포네이트	산으로 10%(최대 함량)
9	부틸메톡시디벤조일메탄	0.5%~5%	24	드로메트리졸트리실록산	15%(최대 함량)
10	시녹세이트	0.5%~5%	25	디에칠헥실부타미도트리아존	10%(최대 함량)
11	에칠헥실트리아존	0.5%~5%	26	폴리실리콘-15(디메치코디에칠벤잘말로네이트)	10%(최대 함량)
12	옥토크릴렌	0.5%~10%	27	메칠렌비스-벤조트리아졸릴테트라메칠부틸페놀	10%(최대 함량)
13	에칠헥실디메칠파바	0.5%~8%	28	테레프탈릴리덴디캠퍼설포닉애씨드 및 그 염류	산으로 10%(최대 함량)
14	에칠헥실메톡시신나메이트	0.5%~7.5%	29	디에칠아미노하이드록시벤조일헥실벤조에이트	10%(최대 함량)
15	에칠헥실살리실레이트	0.5%~5%			

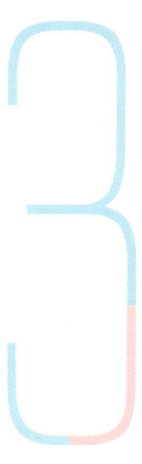

3 유기농 화장품 만들 때 필요한 도구 알아보기

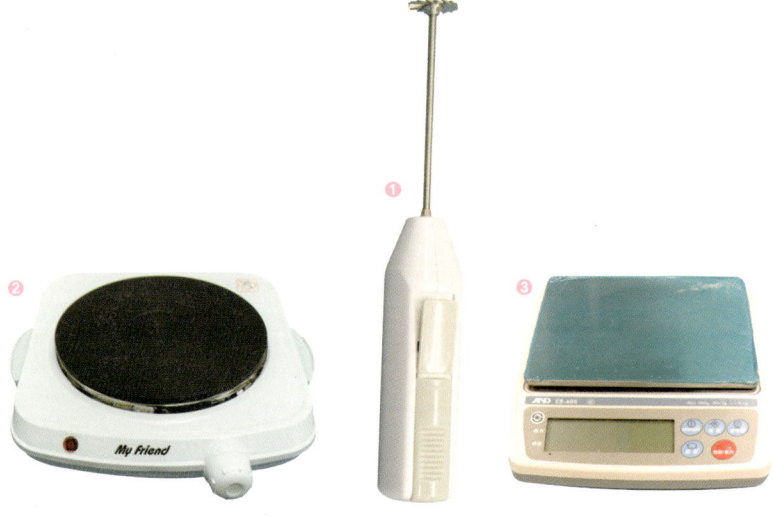

❶ 핸드블렌더(Hand Blend)

로션이나 크림에 유화를 일으키기 위해 사용하며 재료들을 골고루 섞어 주고 빠른 교반이 되도록 도와준다. 재료가 적을 때는 스틱이나 알뜰 주걱으로 저어주면 된다.

❷ 핫플레이트(Hot Plates)

수상, 유상 재료들을 필요한 온도로 가열하고 고른 온도를 유지해주는 도구이다. 가열 기구가 없을 때에는 간편하게 전자레인지를 사용해도 좋다.

❸ 전자 저울(Electronic Scales)

재료의 무게를 잴 때 사용하며 1g 단위 저울도 무방하나 약간의 무게 차이로도 큰 변화가 일어날 수 있으니 0.1g 단위를 권장한다.

❹ 파이렉스 용기(Pyrex container), 유리 비커(Glass beaker), 스텐 비커(Stainless steel beaker)

재료를 계량할 때 사용한다. 유리 비커는 내열성이 좋으나 충격에 약하므로 주의해야 한다.

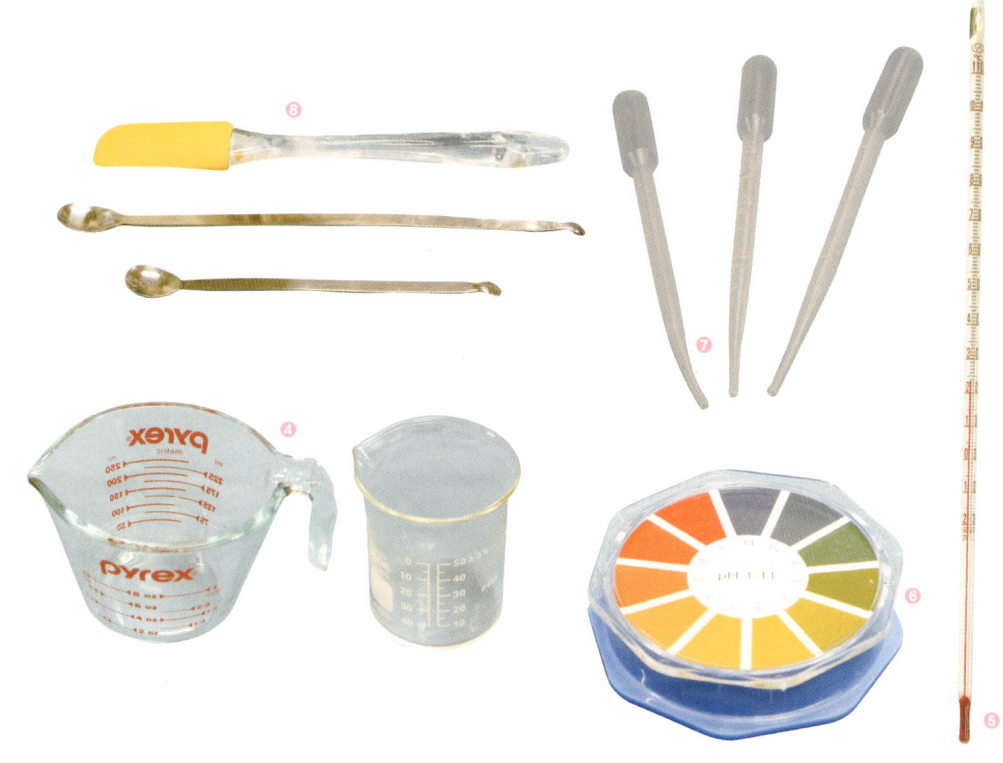

⑤ 온도계(Thermometer)
수상, 유상 재료를 가열 시 온도를 잴 때 사용하며 충격에 약하니 주의해서 사용해야 한다. 디지털 온도계를 사용해도 좋다.

⑥ pH 테스트 페이퍼(pH test paper)
산성, 중성, 염기성을 측정할 수 있는 도구이다. 만든 화장품을 사용하기 전에 테스트를 통해 피부에 자극되는지 미리 확인하는 도구이다.

⑦ 플라스틱 스포이트(Plastic dropper)
오일이나 추출물 등을 미세하게 계량할 때 사용한다.

⑧ 알뜰 주걱 및 스틱(S/T Spoon)-시약용 스푼
재료를 섞을 때나 첨가물 등을 넣을 때 스틱을 사용하고 알뜰 주걱은 재료들을 고루 섞을 때 사용한다.

⑨ 소독용 알코올 (Ethanol)
유기농 화장품을 만들 때 사용하는 모든 도구를 소독하는 데 쓰이고 알코올과 정제수 비율은 7:3으로 혼합하여 사용한다. (알코올은 70%일 때 살균 효과가 가장 뛰어나다.) 소독용 알코올은 스프레이 용기에 담아 사용한다.

⑩ 300mesh 여과 망(Filter Net)
유기농 화장품을 만들 때 들어갈 수 있는 이물질과 재료에 들어 있을지 모르는 이물질을 여과해서 용기에 담는다.

4 화장품 만들 때 주의할 점 알아보기

♥ 사용 기한에 맞게 적정한 양으로

유기농·천연 화장품이나 욕실 용품 등은 사용 기한이 짧으므로 한꺼번에 많이 만들어두면 오히려 산패나 미생물 오염 때문에 이상이 생길 수 있다. 화장품은 2~3개월, 비누는 6~12개월, 샴푸나 바스는 1~3개월, 팩은 1일 정도의 사용 기한에 맞게 적정량만큼 만들어 사용하는 것이 더욱 안전하게 사용할 수 있다.

♥ 화장품 만들기 전 반드시 소독으로 안전하게

화장품을 만드는 과정 중 도구나 손에 의해 오염될 수 있으므로 반드시 손과 도구를 제대로 깨끗이 씻은 후 에탄올로 소독해야 안전하게 사용할 수 있다. 에탄올은 약국에서 쉽게 구매할 수 있으며 70% 비율로 희석해서 사용하면 된다.

♥ 화장품은 온도에 민감하다

로션이나 크림, 비누는 서로 분리되지 않고 유화가 잘 되어야 하는데 온도가 맞지 않으면 실패할 수 있으므로 레시피에 표기된 온도를 꼭 지키는 것이 좋다.

♥ 기능성 성분은 비율에 맞게

기능성 화장품은 주름 개선, 미백 효과, 자외선 차단 등 여러 기능이 있지만 제품에 맞게 레시피 비율로 만드는 것이 좋다. 기능성 성분들을 많이 첨가하게 되면 크림이나 로션의 발림성이 저하되고 비누는 물러지는 원인이 될 수 있으므로 주의해야 한다.

♥ 내 피부에 맞는 화장품 재료 선택하기

유기농 또는 천연 재료라고 내 피부에 모두 좋다고 볼 수 없다. 성분 표시, 유통 기한, 효능, 주의 사항 등 재료에 대한 정보를 꼼꼼히 살펴보고 사용 비율에 맞게 하여 사용해야 한다. 에센셜 오일의 경우 소량으로도 피부 자극을 일으킬 수 있고 피부 타입에 맞지 않은 성분들도 있으므로 화장품 재료 선택 시 유의해야 한다. 또한, 화장품 완성 후 손등이나 목에 발라 상태를 살펴본 후 사용하는 것이 좋으며 특정한 성분에 의해 가려움증, 발진 등 부작용이 생길 수 있으므로 패치 테스트를 하는 것이 좋다.

♥ 화장품은 보관과 청결도 중요

화장품은 만드는 과정에서도 청결이 중요하지만 사용한 후 보관에서도 청결이 중요하다. 화장품은 사용 후 세균이나 이물질이 들어가지 않도록 뚜껑을 잘 닫아 서늘한 곳에 보관해야 하며 크림처럼 점도가 높은 화장품은 깨끗한 알뜰 주걱으로 사용하는 것이 좋다.

♥ 비타민C 제품과 오일류는 밤에 바르는 것이 좋다

화장품에 함유된 비타민C나 오일류는 빛이나 열에 약하기 때문에 되도록 밤에 사용하는 것이 좋다. 또한, 콜라겐이 함유된 화장품과 비타민C가 함유된 화장품을 같이 사용할 경우 단백질 성분이 응고될 수 있으므로 함께 사용하지 않는 것이 좋다.

tip 기초 화장품의 사용 순서

가장 기본적으로 사용하는 순서는 묽은 제형의 화장품 순으로 사용한다.

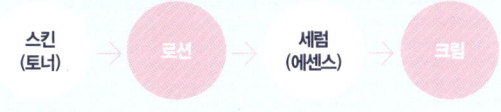

원하는 기능성의 제품을 먼저 사용하는 순서는 다음과 같다.

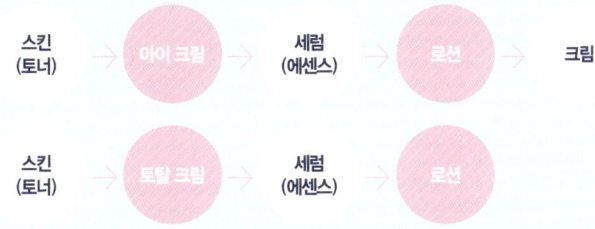

지성 피부나 여름에는 다음과 같은 순서로 사용한다.

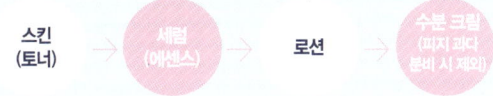

건성 피부나 겨울에는 다음과 같은 순서로 사용한다.

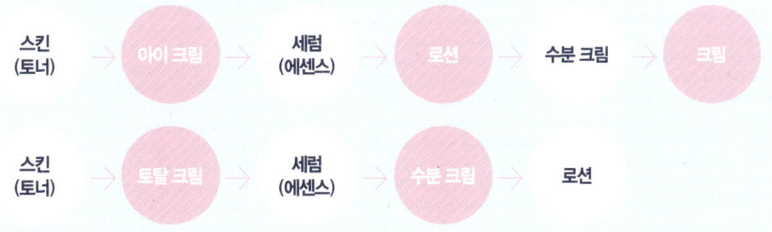

※ 지성 피부일 경우는 맨 마지막 단계를 제외해도 되며 지성 피부라도 외부적인 조건에 의해 건조해지는 경우는 마지막 단계도 사용해 주면 된다.
※ 피부에 작용 기능이 같은 이름의 제품들
- 토너(Toner) = 스킨(Skin) = 미스트(Mist)
- 로션(Lotion) = 모이스처라이저(Moisturizer) = 에멀젼(Emulsion)
- 세럼(Serum) = 에센스(Essence)

5 화장품 원료 알아보기

수상 재료

유기농 사과 수
(Pyrus Malus(Apple) Fruit Water)

- 사과 수에 함유된 팩틴(과일 중 사과에 가장 많이 포함된 식이 섬유소) 성분이 모공 기능을 강화시켜 피부 결을 잡아준다.
- 사과에 함유된 풍부한 비타민C는 탄력 있는 피부로 만들어 준다.
- 사과에 함유된 유기산은 피부를 투명하고 매끄럽게 해준다.

유기농 오이 수(추출물)
(Cucumis Sativus(Cucumber) Fruit Water(Extract))

- 오이 수만으로도 완벽한 천연 수렴 화장수로 만들 수 있다.
- 오이의 당분과 미네랄 성분은 피부의 불순물과 피지를 조절해 준다.
- 수분 함량이 많아 보습 작용과 동시에 피부를 청결하게 해주고 노화 방지, 색소 침착을 없앤다.

유기농 로즈마리 잎 수(추출물)
(osmarinus Officinalis(Rosemary) Leaf Water(Extract))

- 피부 및 모발에 수분과 영양을 공급하여 윤기와 탄력을 준다.
- 비듬, 탈모, 모발 성장 촉진에 효과가 있는 것으로 알려져 있다.
- 모발을 건강하게 유지해주고 정전기를 방지한다.

다마스크 장미 꽃(수) 추출물
(Rosa Damascena Flower (Water) Extract)

- 향수와 화장품 제조에 가장 광범위하게 사용된다.
- 진정 작용이 뛰어나고 지친 피부를 활성화시켜 주며 모든 피부 타입에 잘 맞아 수렴 효과가 뛰어나다. 특히 염증성, 민감성 피부에 좋다.

유기농 캐모마일 꽃(수) 추출물
(Anthemis Nobilis Flower (Water) Extract)

- 피부 정화 및 진정 기능이 있어 피부 이상, 염증 피부에 도움을 준다.
- 민감한 피부나 햇볕에 손상된 피부를 진정시켜 주며 건조한 피부에 도움을 준다.
- 피부 살균 효과와 전신 미용 효과가 커서 목욕제로 사용되며 방부 효과가 있다.
- 특히 꽃에는 무기질 성분들이 함유되어 있어 기초 화장품에 사용된다.

유기농 알로에베라 잎(수) 추출물
(Aloe Barbadensis Leaf (Water) Extract)

- 알로에의 주요 성분인 알로인은 피부의 신진대사를 촉진시켜 주며 피부 조직을 재생시켜 주는 기능을 한다.
- 피부 진균 억제 작용이 뛰어나 여드름 피부를 깨끗하게 해준다.
- 자외선 차단 기능, 보습 효과, 화상 치료, 모발 보호용으로 사용되고 있다.

모링가 잎 추출물
(Moringa Oleifera Leaf Extract)

- 모링가 뿌리, 잎, 줄기, 열매, 꽃 등 여러 가지 방법으로 섭취할 수 있다.
- 각각의 부위별로 영양 성분 및 함유량과 기능이 조금씩 다르다. 특히 잎에 영양 성분이 골고루 많이 함유되어 있으며 전 세계적으로 가장 많이 섭취하고 있는 부위다.
- 모링가란 열대지방에서 자라는 다년생 콩과 식물로 신의 선물, 기적의 나무, 생명의 나무라고 불릴 정도로 많은 영양소를 골고루 갖춘 식물이다.
- 관절염, 암, 변비, 당뇨병, 설사, 위염, 불면증, 비만, 다이어트, 치매 예방, 우울증, 생리통, 감염, 고혈압, 두통 등 300가지의 질병을 예방한다.
- 풍부한 영양 성분과 더불어 항산화 물질과 비타민을 많이 함유하고 있다.
- 아연과 비타민E의 연계 작용을 도와주는 포타슘 함량이 높아서 혈압을 낮춰준다.
- 올레인산을 비롯한 항산화 성분이 45가지 이상으로 항노화 효과가 높다.
- 현미와 귀리보다 2배 이상 식이섬유 함유량이 많아 원활한 배변에 도움을 준다.

유용성 감초 추출물
(Oil Soluble Livorice(Glycyrrhiza) Extract)

- 콩과에 속하는 감초의 주요한 오일 성분으로 '약방의 감초'라는 말과 같이 여러 가지 기능이 있다.
- 약재로서의 대표적인 기능은 해독 작용, 항염증, 항알러지 작용 등이 있고, 피부에서는 항염 작용과 항산화 작용이 있는 것으로 알려져 있다.
- 티로시나아제의 활성을 억제하여 미백 효과가 뛰어나며 식약처 기능성 미백 성분으로 고시되어 있다.

아데노신
(Adenosine)

- 항염증, 상처 치유에 탁월한 기능이 있어 면역력 증강에 좋다.
- 단백질 합성을 돕는 아데노신은 피부 진피층의 콜라겐 합성을 촉진시켜 주름 개선 및 피부 탄력에 도움을 주며 식약처 기능성 주름 성분으로 고시되어 있다.
- 세포 내 성분으로 안정성이 높고 지속력이 뛰어나 빛에 대한 과민 반응이 없어 밤낮 구분 없이 사용할 수 있다.

폴리글루타믹애씨드
(Polyglutamic Acid)

- 전통 발효 음식인 청국장에 함유된 끈적끈적한 물질이다.
- 음이온성의 고분자로 물 분자를 끌어당겨 유지하는 기능이 있어 천연 보습 소재로 적합하다.
- 히알루론산보다 흡수력과 보습력이 뛰어나고 피부 각질층에 있는 천연 보습 인자(NMF, Natural Moisturizing Factor) 활성화 기능이 있는 것으로 알려져 있다. 이로 인해 피부 보습을 한층 더 강화시켜 주는 역할을 한다.

디포타슘글리시리제이트
(Dipotassium Glycyrrhizate)

- 감초에서 추출한 성분이다.
- 피부 표피 장벽의 손상을 회복시켜 주고 피지 조절, 보습 효과, 항염 효과 기능도 있다.

잔탄검
(Xanthan Gum)

- 사탕수수에서 추출한 파우더 성분으로 주로 에센스, 젤 등의 질감을 낼 때 사용한다.
- 미생물에 오염되는 단점은 있으나 화장품을 만들 때 천연 방부제를 조금 첨가하는 것이 좋다.

유기농 마치현 추출물
(Portulaca Oleracea Extract)

- 피부 청정 효과와 항균 작용이 우수하여 각종 피부염으로부터 피부를 보호해준다.
- 항산화 기능, 수렴 작용, 항알레르기, 피지 조절 작용도 한다.

유기농 병풀 잎(수) 추출물
(Centella Asiatica Leaf (Water) Extract)

- 모세 혈관 확장으로 얼굴이 붉어지는 현상을 치료하고 피부 진정, 항가려움증, 여드름, 아토피에 효과적이다.

식물성 콜라겐
(Soluble Collagen)

- 피부 항상성 작용(주름 방지)과 보습 작용을 하며 상처 재생 능력이 있다.
- 피부에 중요한 역할을 하는 비타민A 합성을 도와주며 피부의 수분을 지켜준다.
- 노화되어 줄어든 콜라겐을 보충시켜주며 자극적이고 해로운 환경으로부터 피부의 탄력을 개선해준다.

어성초 추출물
(Houttuynia Cordata Extract)

- 어성초는 약용으로 많이 쓰이기 때문에 약모밀로 알려져 있다.
- 삼백초과의 다년생 식물로서 항균 작용, 이뇨 작용, 진해 작용, 면역 증강 작용, 항염, 항산화 작용을 하며 염증성 여드름이나 스킨 컨디셔닝제로 사용된다.

판테놀
(Panthenol)

- 피부의 보습 유지 기능과 피부의 재생 기능이 있어 습윤제, 연화제, 보습제로 사용된다.
- 피부를 자극하거나 민감하게 하지 않는 성분으로, 항염 작용이 있어 피부 손상을 예방한다.
- 각질 주기를 정상화시키며 모이스쳐라이저와 윤활제의 용도로 사용되는 비타민B5의 한 형태이다.

유기농 티트리 잎 수(추출물)
(Tea Tree Leaf Water Extract)

- 티트리는 수천 년 전부터 오스트레일리아 원주민들이 상처를 치료하는 데 사용해 왔다.
- 살균, 항염, 항바이러스에 효과가 있어 여드름 및 민감한 피부에 적합하다.

내츄럴베타인
(Betaine)

- 사탕 나무에서 추출한 천연 보습제로 피부 세포에 빠르게 침투하여 피부에 윤기와 촉촉함을 부여한다.

폴리글루타믹애씨드
(polyglutamic acid)

- 글루탐산(glutamic acid)의 폴리머(polymer)이다. 스킨 컨디셔닝제로 사용된다.

왕벚꽃 추출물
(Prunus Yedoensis Flower Extract)

- 제주 왕벚꽃은 3~4월에 만개하여 아름다운 꽃과 향기를 내고 귀엽고 아기자기한 아름다움을 가진 꽃이다.
- 식중독의 해독제 및 피부병에 사용하였고 비타민A, B, C, E 등이 함유되어 있어 항산화 작용, 항염, 진정 효과가 우수하다.

히알루론산 파우더
(Hyaluronic Acid)

- 아기의 피부에는 히알루론산이 많아 피부를 부드럽고 촉촉하게 유지시켜 주지만 시간이 지남에 따라 히알루론산 양이 감소하여 피부 탄력이 줄어들고 피부 노화가 가속화될 수 있다.
- 히알루론산은 진피증 피부 결합 조직을 이루고 있는 물질로 자신의 무게보다 1000배나 되는 물을 품고 있는 능력이 있어 수분을 유지시켜 주며 보습제 중에서 높다.

프로판디올
(Propanediol)

- 옥수수에서 100% 발효 추출되는 천연 유래 성분으로 에코서트에 등재되어 있는 안전한 성분이다.
- 보습제, 용제, 점도 조절제로 사용된다.

구연산
(Citric Acid)

- 레몬, 오렌지 등에 많이 함유되어 있으며 화장품 제조에서 알카리성 물질을 중화시키는 기능으로 pH를 조절하거나 보존제 역할을 하게 된다.
- 안티에이징 제품에도 쓰이며 피부 재생, 필링을 촉진하는 용도로 사용되는 성분이다.

알파 비사보롤
(Bisabolol)

- 브라질의 아마존 청정 열대우림 지역에서 자생하는 캔데이아(Candeia) 나무에 다량 함유되어 있는 오일성 물질이다.
- 칸데이아 나무는 고대 아마존에서 생활하던 원시 부족의 약용식물로 사용되어 왔다.
- 식약처에서 고시된 신규 미백 성분으로 멜라닌 합성 메카니즘을 억제하여 초기 멜라닌 생성을 억제시켜 피부 미백 효능을 나타낸다.
- 진정, 항염증성, 항세균성, 항진균증, 항가려움증, 항알레르기 기능이 있으며 세포 독성 및 피부 자극 테스트 결과 인체 피부에 자극이 없음이 확인되었다.

유기농 쌀겨 추출물
(Oryza Sativa (Rice) Bran Extract)

- 쌀겨는 현미에서 정백미로 도정하는 과정에서 발생하며 단백질, 지방, 식이섬유 등을 비롯한 많은 영양소가 함유되어 있다.
- 비타민A, 피리독신, 티아민 등 비타민B군과 함께 철분, 칼슘, 아연, 미네랄이 풍부하여 얼굴에 있는 기미와 각질 제거, 영양 공급, 피부 미백에 도움을 준다.

유기농 레몬 잎 (수)추출물
(Lemon Leaf (Water) Extract)

- 항세균, 수렴, 여드름과 지성 피부 관리에 탁월하며 비타민C 성분이 함유되어 있어 미백 작용을 한다.
- 자외선으로부터 지쳐있거나 그을리고 칙칙함을 개선하는 효과도 있다.

라벤더 추출물
(Lavandula Angustifolia (Lavender) Extract)

- 라벤더 추출물은 피부 세정 기능이 있어 피지 조절 및 수렴 작용으로 맑고 투명한 피부로 가꾸어준다.
- 건조한 피부에 보습막을 형성하여 오랫동안 촉촉한 피부로 가꾸어준다.

유기농 쑥 잎 수

- 쑥은 따뜻한 성질을 지니고 있어 혈액 순환을 좋게 하고 여성의 시크릿 부위를 따뜻하게 해준다.
- 항균, 소염, 소독, 습진, 땀띠 등 진정 효과가 있어 민감한 부위에 좋다.

유상 재료

라벤더 오일
(Lavandula Angustifolia (Lavender) Oil)

- 라벤더는 우아하고 꽃 향이 매력적이며 진정 효과, 완화 작용이 뛰어나 스트레스, 불안, 불면, 두통 등에 효과적이다.
- 상처 치유 효과가 뛰어나 화상이나 모든 종류의 부상에 효과적이다.
- 피부 가려움증을 해소시켜 주며 방충 효과도 뛰어나다.

캐모마일 오일(로먼)
(Anthemis Nobilis Flower Oil)

- 피부 진정 효과가 뛰어나 알레르기 및 생리통을 완화시켜 준다.
- 또한 긴장감을 완화시켜 숙면에 도움을 주고 감기 예방에 효과적이다.

베르가못(버가못) 오일
(Citrus Aurantium Bergamia (Bergamot) Peel Oil)

- 이탈리아 민간 요법으로 주로 말라리아 및 열병과 벌레 퇴치용으로 오랫동안 사용되어 왔다.
- 최근 연구 결과에 의하면 버가못 오일은 광범위하게 사용될 수 있으며 특히 입, 피부, 호흡계, 비뇨기계 감염에 탁월한 효과가 있는 것으로 알려져 있다.
- 여드름 피부, 지성 피부, 모든 염증성 피부에 사용한다.

제라늄 오일
(Geranium Maculatum Oil)

- 항박테리아, 소염, 항곰팡이 작용이 뛰어나다.
- 알러지성 피부에 효과적이며 지성 피부에도 좋다.
- 제라늄 오일은 달콤한 향이 있어 스트레스 완화 및 원기를 북돋아 준다.

로즈우드 오일
(Aniba Rosaeodora (Rosewood) Wood Oil)

- 여드름, 피부염, 상처, 주름, 일반적인 피부 민감성, 건조, 칙칙한 피부, 복합성, 지성 및 건성 등의 피부에 매우 유용하다.
- 로즈우드 오일은 사용하기에 매우 순하고 안전하다.

식물성 스쿠알란
(Phytosqualane)

- 스쿠알란은 인체 내에서도 생성되며 간이나 쓸개, 피부 등 여러 조직에 분포되어 있다.
- 사람의 피부 표층 지방은 약 12%가 스쿠알란으로 구성되어 있어 피부 친화력이 높고 피부 자극과 알레르기 반응을 줄일 수 있는 물질로 알려져 있다.
- 스쿠알란은 기름이 아닌 불포화 탄화수소로서 탄소 30개와 수소 50개(C_3OH_{50})로 이루어졌다.
- 불완전 탄화수소는 체내로 들어가면 무언가를 끌어당기는 성질이 있어 노폐물이나 독소를 끌고 나오는 역할을 한다.

이소아밀라우레이트(에코스트 내추럴)
(Isoamyl Laurate)

- 천연 에스테르 오일 중 사용감이 가장 라이트하다.
- 피부에 자극이 전혀 없으며 쉽게 생분해된다.

카프릴릭/카프릭트리글리세라이드(에코스터 내추럴)
(Caprylic/Capric Triglyceride)

- 글리세린과 카프릴릭애씨드(C8), 카프릭애씨드(C10)의 중간 사슬(Medium-Chain)을 갖는 혼합 지방산을 에스테르 반응시켜 얻은 트리글리세라이드이다.

유기농 아몬드 오일
(Prunus Amygdalus Dulcis(Sweet Almond) Oil)

- 촉촉한 피부를 유지해주므로 건조한 피부, 기후에 의해 손상된 피부, 충분한 영양분이 공급되지 않은 피부, 노화된 피부에 이상적이다.
- 피부를 진정시키는 기능이 있어 기저귀 발진, 습진 등에 유용하다.
- 숲속의 버터라고 할 만큼 지방 함유량이 많은 과일 오일이다.
- 탄수화물, 단백질, 비타민E가 풍부한 오일로 피부에 흡수가 잘 되고 수분을 유지하는 기능이 있어 피부를 촉촉하게 해준다.
- 비타민A도 함유하고 있어 세포 재생을 촉진하고 각질을 제거해 준다.

헤이즐넛 오일
Corylus Avellana (Hazel) Seed Oil

- 비타민, 미네랄 등 영양 성분이 풍부하여 자극받은 피부를 진정시켜 준다.
- 피부 수렴 작용이 우수하여 넓어진 모공을 수축시키는 아스트리젠트 효과가 있다.
- 불포화지방산이 많이 함유된 식물성 오일로 피부 침투력이 뛰어나다.
- 피부 트러블의 가능성이 낮아 모든 피부에 잘 맞으며 특히 지성 피부, 여드름 피부에 자주 사용된다.
- 보습 작용이 있어 빠르게 스며들어 촉촉한 피부와 유연한 피부로 유지시켜 준다.

유기농 달맞이 꽃 오일
(Oenothera Biennis (Evening Primrose) Oil)

- 정상적인 표피 방어막의 기능을 유지시켜 주는데 필요한 필수지방산의 일종인 r-리놀렌산이 풍부하게 함유되어 있다.
- 가려움증을 진정시켜 주고 피부의 상처나 건조를 치유해준다. 특히 아토피 피부염, 습진에 큰 효과를 기대할 수 있다.
- 소양증을 완화하면서 지방산의 대사를 촉진시켜 준다.
- 달맞이꽃에는 필수지방산인 r-리놀렌산이 풍부하게 함유되어 있으며 이는 피부 표피 방어막의 기능이 있어 정상적인 피부를 유지해주는 역할을 한다.
- 가려움증을 진정시켜 주고 피부의 상처, 건조한 피부를 치유해준다. 특히 아토피 피부염이나 습진에 큰 효과를 기대할 수 있다.
- 소양증을 완화해주며 지방산의 대사를 촉진한다.

클로브싹 오일(클로브 버드)
(Eugenia Caryophyllus (Clove) Bud Oil)

- 치통 경감용, 국소진통제로 오랫동안 사용되었다.
- 방부성 및 광범위한 항미생물 작용을 하고 구충성과 유충 박멸성이 있는 것으로 보고됐다.
- 신체와 정신의 기를 강화시키며 페퍼민트 오일과 블렌딩해서 사용하면 졸음을 피할 수 있다.
- 클로브 오일은 벌레 퇴치제로 사용할 수 있으며 치약, 비누, 욕실용품, 화장품, 향수 등 향을 내는 재료로 쓰인다.

만다린 오일
(Citrus Nobilis(Mandarin Orange) Oil)

- 민감성 피부, 울혈성 피부, 지성 피부에 효과적이다.
- 만다린 오일은 아이들의 심리적 안정에 효과가 있어 과잉 행동 어린이를 진정시켜주고 깊은 수면을 취하도록 도움을 주는 오일로 아이들에게 많이 사용된다.
- 피부 연화 및 피부 활력, 상처 회복, 세포 활성화, 살균 작용 등 다양한 기능이 있다.
- 미백 효과가 있으며 향우울증, 신경과민, 기분 전환, 긴장 완화, 지성 피부에도 유용한 오일이다.
- 신진대사를 개선해주고 이뇨 작용이 있어 셀룰라이트와 부종에 효과적이다.
- 지방 분해, 여드름, 울혈된 피부, 지성 피부 및 임신선 예방과 튼살에 좋다.

광곽향 오일
(Pogostemon Cablin Oil)

- 상큼하면서도 매혹적인 향을 가진 광곽향 오일은 심신의 활력을 주어 기분 안정화에 도움이 되며 피부 속 노폐물을 제거, 항균 효능이 뛰어나다.
- 피부 재생력이 뛰어나 노화된 피부에 활력을 주며 모든 피부 타입에 사용할 수 있는 안전한 오일이다.
- 무력감에 빠지거나 혼란에 빠져 올바른 판단을 내릴 수 없을 때에 적합한 오일이다.
- 거친 피부에 효과적이며 지성 피부 이상, 습진, 벌레 물린 데에도 효과가 있다.

샌달우드 오일
(Fusanus Spicatus Wood Oil

- 샌달우드 오일은 노화 방지 및 주름 개선에 효과적이다. 특히 눈 밑 비림 종을 없애는 데 효과적이다.
- 모세혈관 순환과 콜라겐의 보수성을 증가시켜 결합 조직과 피부 조직을 강화시켜 준다.
- 습진과 건선의 완화와 지성 피부, 여드름 피부에도 사용할 수 있다.
- 피부 진정 작용, 차게 식히는 작용, 수분 공급 작용이 있어서 수분 손실과 피부 염증으로 유발된 건성 피부 질환에 주로 사용된다.

유향유
(Boswellia Carterii Oil)

- 식물 특유의 나무 향은 심신의 진정 또는 안정 효과가 우수하다.
- 유향유는 피부 재생과 노화 방지에 효능이 있으며 진통 및 호흡기 강화에도 효과적이다.
- 뛰어난 세포 재생 능력과 상처 치유, 자궁 강화 능력을 갖춘 오일로, 출산 후 자궁 출혈을 멎게 하는 데 효과적이다.
- 감람과의 관목인 유향 나무에 상처를 내어서 얻은 고무수지이다. 유향은 프랑킨센스(frankincense)라고도 한다. 착향제로 사용되며 항염증 작용이 있어 피부 질환 치유 효과가 있다.

천연 토코페롤
(Tocopherol)

- 천연 항산화제로, 활성 산소를 저해하여 세포 손상을 막고 노화 진행을 지연하는 효과가 있다.

시어버터
(Butyrospermum Parkii(Shea Butter))

- 아프리카가 원산지인 카리테 나무의 열매에서 얻은 식물성 지방 성분이다.
- 피부에 매우 유익한 지방 성분이 무려 50%나 함유되어 있으며 인체의 피부 조직과 유사하여 부작용이 없고 보습력이 뛰어나다.

마유
(Horse Fat)

- 불포화지방산에는 세포막의 중요한 구성 요소인 리놀레산이라고 하는 불포화지방산이 16% 포함되어 있다.
- 리놀레산은 사람의 체내에서 만들지 못하고 꼭 섭취하지 않으면 안 되는 우리 몸에 필요한 아미노산으로 신속하게 세포에 침투하여 피부 세포의 활성화를 촉진시킨다.
- 마유와 인간의 지방은 리놀레산과 리놀렌산 등의 불포화지방산의 비율이 매우 닮아 인간과 친화성이 높아서 모든 사람의 피부에 적합하며 빠르고 강력하게 침투하여 흡수성이 뛰어나다.

로즈힙 오일
(Rosa Canina Fruit Oil)

- 오렌지의 20배에 달하는 비타민C를 함유하고 있을 뿐만 아니라 비타민A도 다량 함유하고 있다.
- 비타민A는 피부 노화를 억제하고 세포 재생을 도와주며, 피부 세포의 DNA를 자극하여 피부 탄력 성분인 콜라겐과 엘라스틴의 생성을 촉진한다.
- 로즈힙 오일에는 피부 건강에 도움이 되는 오메가3, 오메가6, 오메가9 성분이 풍부하게 함유되어 있으며 비타민E의 함량도 높다. 특히 리놀레산과 리놀렌산이 다량 함유되어 있어 피부에 영양을 공급해준다.

유기농 호호바 오일
(Simmondsia Chinensis (Jojoba) Seed Oil)

- 건조한 피부에 매우 효과적이다.
- 피부 피지와 지방산의 조성이 유사하여 피부 친화성이 좋고 피부 안쪽까지 재빠르게 침투한다.
- 모공 속의 노폐물을 잘 용해해 지성 피부에 효과적이며 냄새가 강하지 않다.
- 산화 안정 작용이 있어 오일에 조금 혼합하면 산화 방지 기능을 한다.
- 지성 피부, 모공이 넓어진 피부, 튼 살 피부, 아토피 피부에 더욱 효과적이며, 피부 보호 작용, 소염 작용, 살균 작용, 자외선 방지 작용 등이 있어 헤어 케어, 바디 오일, 화장품, 로션 등에 중요 성분으로 사용된다.

칸델리아 왁스
(Euphorbia Cerifera (Candelilla) Wax)

- 멕시코 북서부, 미국 텍사스 등 온도 차가 심하고 강우량이 적은 건조한 고온 지대에서 자라는 칸데릴라 식물에서 추출한 식물성 왁스이다.
- 피부를 보호하고 유분기를 공급하여 매끄러운 피부로 유지해준다.
- 밀랍보다 윤기가 뛰어나며 더욱 촉촉하고 반짝이는 느낌을 준다. 오일을 굳게 하는 역할을 하며 단독으로 사용하거나 밀랍과 함께 사용한다.
- 다른 동물, 식물, 광물성 왁스나 오일, 지방과 잘 섞이며 기본적인 화장품 성분들과도 아주 잘 섞인다.

일랑일랑 꽃 오일
(Cananga Odorata Flower Oil)

- 두려움, 질투, 좌절 등의 감정을 진정시키는 작용이 있으나 염증이 있는 피부에는 사용하지 않는 것이 좋다.
- 혈압을 안정시켜주고 피지샘을 조절해 주며 두피를 자극해 발모를 촉진한다.
- 여드름, 노화 피부, 주름, 피지샘을 조절해 주어 지성 피부, 건성 피부에 효과적이다.

로즈 오일
(Rosa Damascena Flower Oil)

- 스트레스 및 긴장, 피로를 풀어주며 모든 피부에 유익한 오일이다. 특히 건성 피부, 민감성 피부, 노화 피부에 좋은 효능이 있다.
- 피부 재생 기능이 있어 노화 방지에 효과적이며 시원한 느낌과 피부 진정 효과가 있다.
- 강한 소염 성분이 있어 피부의 염증, 가려움증 등을 치료해준다.

동백 오일
(Camellia Japonica Seed Oil)

- 동백 오일은 올레인산을 많이 함유하고 있어 피부 진정에 효과가 있고 r-리놀레산이 피부 건조를 방지하고 가려움증을 완화시키는 데 도움을 준다.
- 피부 표면에 촉촉한 보습막을 형성하고 가려움, 땀띠, 발진과 같은 피부 이상을 억제해준다.
- 컨디셔닝 효과가 있어 예로부터 모발을 가꾸는 데 사용됐다.

스피아민트 오일
(Mentha Viridis (Spearmint) Leaf Oil)

- 세계적으로 요리에 많이 사용하는 허브로 널리 알려졌고 고대 그리스에서는 원기 회복과 목욕물을 향기롭게 하는 재료로 사용됐다.
- 스피아민트 성질은 페퍼민트와 비슷하지만 효능이 약하여 어린아이들에게 사용하기 좋다.

티트리 오일
(Melaeuca Alternifolia (Tea Tree) Leaf Oil))

- 은은한 풀 향이 상쾌함과 여드름, 비듬, 피부 이상 예방에 탁월한 효과가 있으며 베인 상처에서 생긴 감염을 치료해준다.

오렌지 오일
(Citrus Aurantium Dulcis (Orange) Oil)

- 피부를 탄력 있고 부드럽게 해주는 오일로 여드름 및 노화 피부에 좋다.

라임 오일
(Citrus Aurantifolia (Lime) Oil)

- 피로, 냉담, 불안 그리고 우울과 같은 지친 정신에 이상적이다.
- 수렴제로 작용하며 피지의 과다 생성을 방해한다. 특히 지성 피부에 유용하다.
- 라임 오일의 항균성은 여드름 치료에도 효과적이다.
- 라임 에센셜 오일의 달콤하고 신선한 시트러스 향은 감각을 정화하고 활력을 불어넣어 주며 감정적으로 기운을 북돋아 의식을 깨우는 데 도움을 준다.

유기농 해바라기씨 오일
(Helianthus Annuus (Sunflower) Seed Oil)

- 리놀레익산이 50% 이상 함유되어 모든 피부 타입에 적합한 다목적 캐리어 오일로 사용된다. 미네랄, 필수지방산, 비타민 A, B, D, E 등의 영양소를 풍부하게 함유하는 오일이다.

헬리크라섬(에버라스팅 오일)
(Helichrysum Italicum Flower Oil)

- 유럽에서는 천식, 만성 기관지염, 큰 기침 등과 같은 호흡기 질환에 주로 사용된다.
- 피부 상태에서는 화상, 알레르기와 마른 버짐에 사용한다.

카렌듈라 오일
(Calendula Officinalis Flower Oil)

- 카렌듈라 오일은 피부를 청결하게 하는 데 사용되고 화상, 찰과상, 염좌 등에 효과가 있어 화장품 원료로 많이 사용된다.

유기농 아보카도 오일
(Persea Gratissima (Avocada) Oil)

- 아보카도의 열매에서 추출한 것으로 영양 크림, 마사지 크림, 영양 오일 등 기초 화장품에 주로 사용된다.

자몽 껍질 오일
(Citrus Paradisi (Grapefruit) Peel Oil)

- 자몽의 껍질을 압착하여 얻은 휘발성 오일이다.
- 주로 착향제로 많이 사용된다.

페퍼민트 오일
(Mentha Piperita (Peppermint) Oil)

- 페퍼민트의 잎을 증류하여 추출한 것이다.
- 정신적 피로 회복, 집중력 강화, 신경계통, 호흡기 계통, 소화기 계통에 사용된다.
- 근육을 시원하게 해주고 진통 효과가 있어 마사지 오일, 향료, 컨디셔닝제로 사용된다.

천연 계면활성제(유화제)

폴리쿼터-10
(Polyquaternium-10)

- 양이온 계면활성제로 샴푸나 린스 등 세정제의 점증을 올리는 용도로 사용되며 모발 흡착력이 좋아 컨디셔닝제로 많이 쓰인다.

코코베타인
(Coco-Betaine)

- 코코넛 오일에서 유래하는 천연 계면활성제로 순하고 부드러우면서 크리미한 거품을 낼 때 사용된다.

데실글루코사이드(천연 계면활성제)
(Decyl Glucoside)

- 사탕무, 옥수수, 코코넛, 팜커넬 오일에서 추출한 식물성 계면활성제로, 모든 피부 타입에 쓰이는 부드러운 순한 천연 계면활성제이다.

LES
(Disodium Laureth Sulfosuccinate)

- 야자와 호박산에서 유래하는 점도 증점용 계면활성제로, 거품이 풍부하고 자극을 축소해 주는 효과를 준다.

애플워시(소듐코코일애플아미노산)
(Sodium Cocoyl Apple Amino Acids)

- 사과 주스에서 추출한 아미노산으로 만든 천연 계면활성제로, 눈에 들어가도 자극이 없을 만큼 순한 세정제이다.
- 베이비 제품이나 민감한 두피에 좋은 원료이다.

몬타노브 왁스
(C14-22 alcohols, C12-20 alkyl glucoside)

- 열대 식물에서 유래한 천연 계통의 유화제로, 부드러운 사용감과 가볍고 매트한 느낌을 준다.
- 크림과 로션을 만들 때 사용한다.

소르비탄스테아레이트
(sorbitan stearate)

- 소르비톨에서 유래된 헥시톨안하이드라이드와 스테아르산의 모노에스테르이다.
- 주요 성분은 솔비톨과 지방산이며 친유성 유화제로 사용된다. 경피를 흡수 및 촉진시키는 효능이 있다.

하이드로제네이티드 레시틴
(Hydrogenated lecithin)

- 레시틴(lecithin)에 수소 첨가하여 얻은 것으로 계면활성제(유화제), 현탁화제(비계면활성제), 스킨 컨디셔닝제로 사용된다.
- 레시틴은 모든 세포막의 필수 성분으로, 난황뿐만 아니라 뇌, 혈액 등에서 분리할 수 있다.
- 생체 성분으로, 생명 현상에 깊이 영향을 끼치는 레시틴은 피부에서의 우수한 생분해성, 무자극성과 무독성의 인체 친화성의 천연 계면활성제이다. 콜레스테롤이나 지질을 혈액 속에 분산시켜 인체 기관과 동맥에 지방이 축적되는 것을 방지한다. 리포솜 화장품의 활성 원료로써 유화제 작용을 한다.

올리브 유화 왁스
(Cetearyl Olivate, Sorbitan Olivate)

- 올리브에서 추출한 유화제로 점도, 안정성, 유화능력이 우수하여 퍼짐성과 발림성이 매우 좋다.
- 보습력이 좋으며 로션, 크림 제형을 만들 때 사용한다.

세테아릴 알코올
(Cetearyl Alcohol)

- 식물성으로 채소, 열매 등에서 추출한다.
- 수분을 저장하는 기능이 있어 피부를 촉촉하고 부드럽게 해주는 보습 능력이 있다.

첨가물

NS -2000
(Polyglyceryl-10 Laurate, Polyglyceryl-10 Myristate, Glycerin)

- 팜 오일에서 유래하는 천연 유래 가용화제로 PEG Free 제품이다.

유기농 에탄올
(Alcohol)

- 유기농 식물(사탕수수 또는 밀)에서 발효 주정한 성분으로 살균, 소염, 피부 진정, 피지 조절 등의 작용을 한다.(USDA 유기농 인증)

구아검
(Cyamopsis Tetragonoloba (Guar) Gum)

- 구아 씨앗에서 유래하며 식물 배아 형성에 필요한 수지성 영양 물질이 많아 건강하고 윤이 나는 머릿결로 만들어준다.
- 보습제, 유화안정제, 점증제로 사용된다.

천연 방부제

NP-3
(Scutellaria Baicalensis Root Extract, Paeonia Suffruticosa Root Extract, Glycyrrhiza Glabra (Licorice) Root Extract)

- 천연 방부제로, 황금 추출물, 모란 뿌리 추출물, 감초 추출물 등으로 구성되어 있다.

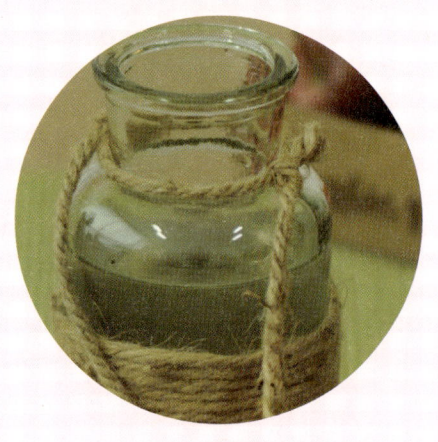
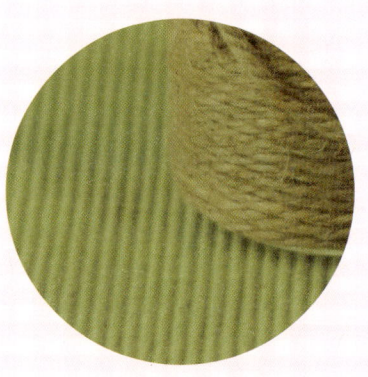
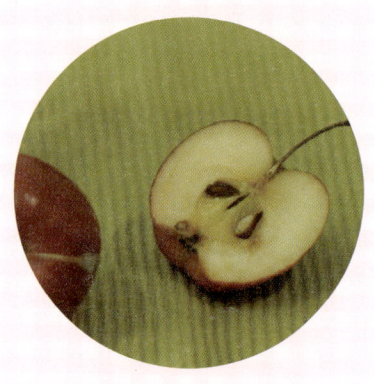

PART2

피부 건강 유기농 스킨 up DIY

스킨은 세안 후 불균형해진 피부의 밸런스를 맞춰주고 피부에 남은 노폐물을 제거한다. 또한 피부에 충분한 수분 보충을 해주어 다음 화장품의 흡수를 돕고 피부결을 정돈해준다.

강력한 항산화 작용

모링가 스킨

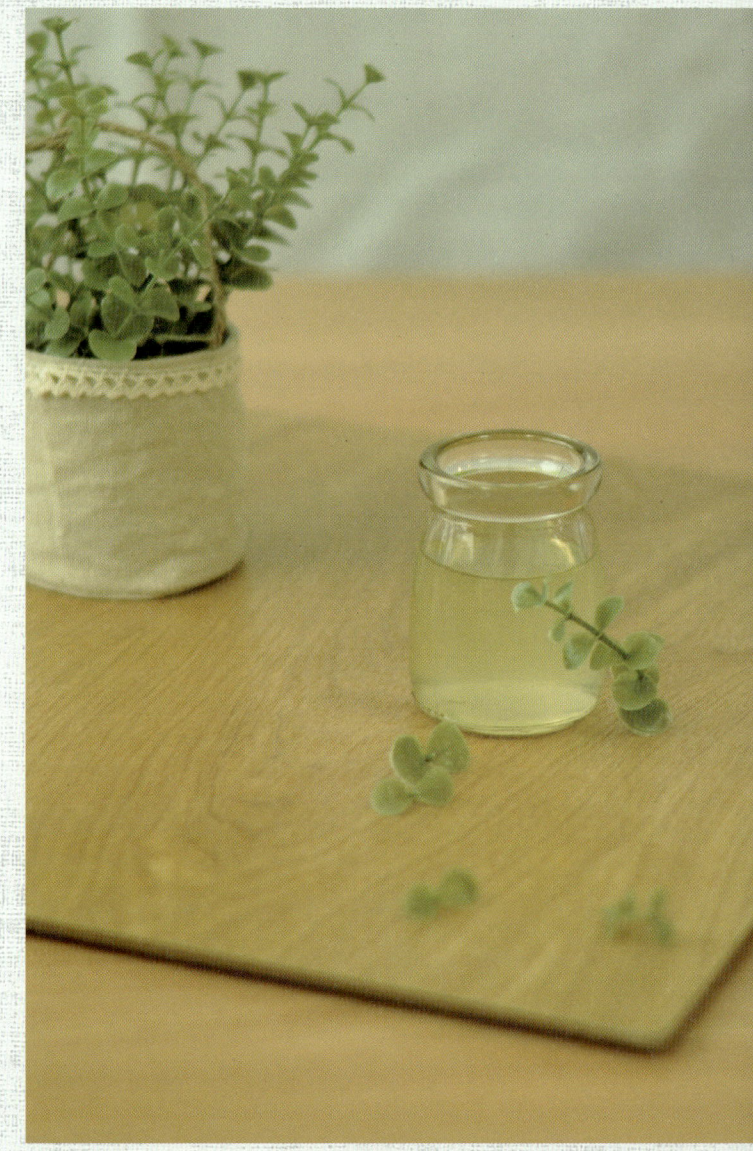

[재료 준비(100ml)]

- **수상 재료** 정제수 50g, 유기농 모링가 잎 추출물 18.5g, 유기농 라벤더 추출물 10g , 유기농 다마스크 장미 꽃 수 10g, 내츄럴 베타인 1g, 폴리글루타믹에 씨드파우더 0.1g, 유기농 마치현 추출물 3g
- **첨가물** 유기농 글리세린 5g, NS-2000 0.3g, 에센셜 오일 블렌딩(자몽 껍질 오일, 베르가못 껍질 오일, 라벤더 오일, 일랑일랑꽃 오일, 클로브싹 오일) 0.1g
- **천연 방부제** NP-3 2g

난이도 : ★★★ | 피부 타입 : 모든 피부, 민감성 피부 | 사용 기한 : 3개월 | 직사광선을 피하고 서늘한 실내 보관

모링가에는 90가지 영양소, 46가지 항산화제, 36가지 항염증제 성분을 함유하고 있다. 항염, 항균 작용이 지구 상의 어떤 식물보다 뛰어나고 강력한 항산화 작용이 있다. 모링가 스킨은 피부 보습, 세포 재생, 노화 방지에 탁월하여 계절과 관계없이 온종일 촉촉하고 윤기 있는 피부를 유지할 수 있게 한다.

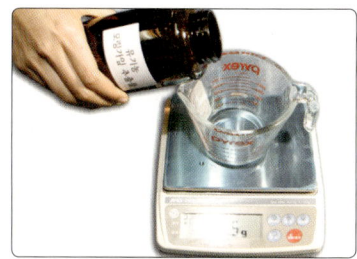
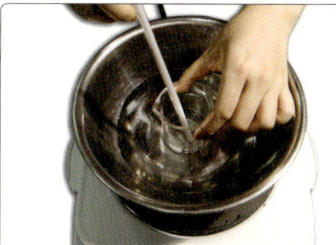
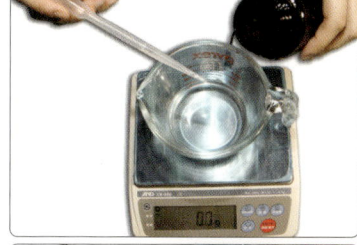
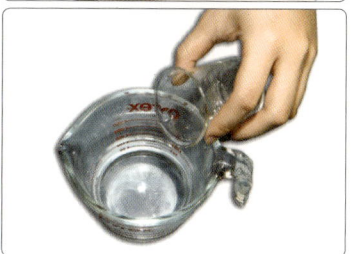
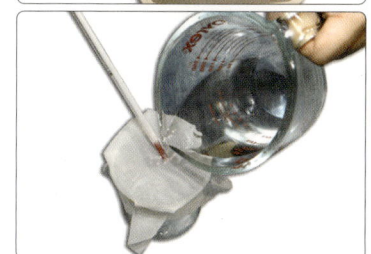
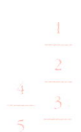

이렇게 만들자!

① 유리 비커나 적당한 용기에 수상 재료를 계량해 넣고 핫플레이트에 올려 40℃ 가까이 가열한다.

② 다른 용기에는 첨가물을 계량한 후 골고루 섞는다.(중탕으로 35℃~40℃ 가열한다.)

③ 수상 재료에 스틱을 이용하여 돌리면서 첨가물을 천천히 붓는다. 가용화가 잘되도록 충분히 젓는다.

④ 천연 방부제를 계량하여 넣는다.

⑤ 재료들이 잘 섞이도록 저은 후 300mesh 여과 망에 여과한다. 소독한 공병에 붓는다.

tip

• 유기농 함량이 너무 많다고 생각되면 각 성분에 사용량만큼 정제수로 대체해도 좋다.
• 폴리글루타믹애씨드란 피부 컨디셔닝제로 사용되며, 천연 발효 보습 성분으로 피부 내 천연 보습 인자를 생산하여 피부 수분력을 강화하며 항산화 효과가 있다. 다른 명칭으로는 감마 피지에이(감마-PGA)로 불린다.

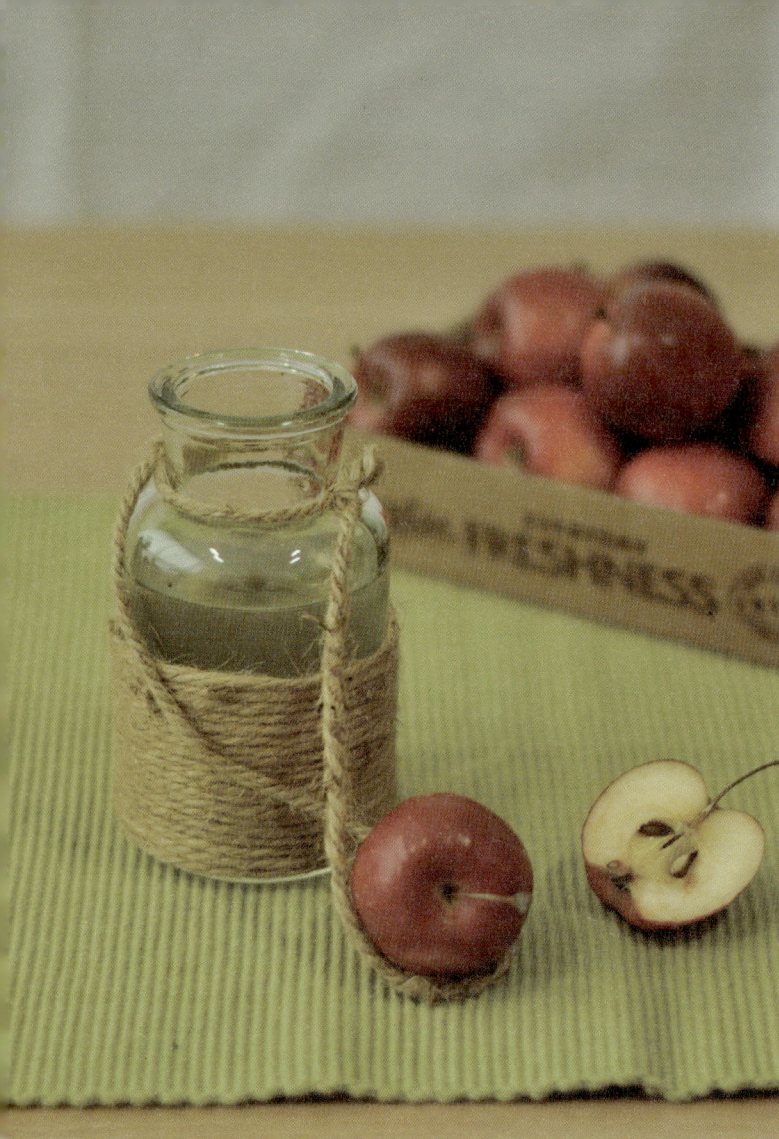

사과 수 스킨

매끄럽고 투명한 피부로

{ 재료 준비 (1 0 0 m l) }

수상 재료   정제수 50g, 유기농 사과 수 18.5g, 유기농 라벤더 추출물 10g, 유기농 다마스크 장미 꽃 수 10g, 히할루론산 파우더 0.1g, 내
              추릴 베타인 1g, 유기농 마치현 추출물 3g

첨가물   유기농 글리세린 5g, NS-2000 0.3g, 에선셜 오일 블렌딩(라벤더 오일 2방울, 캐모마일 오일 1방울) 0.1g

천연 방부제   NP-3 2g

난이도 : ★★★ | 사과 수 스킨 | 피부 타입 : 모든 피부, 건성 피부 | 사용 기한 : 3개월 | 직사광선을 피하고 서늘한 실내 보관

사과 수에 함유된 팩틴(과일 중 사과에 가장 많이 포함된 식이 섬유소)
성분이 모공 축소 기능을 강화시켜 피부결을 잡아준다.
비타민C가 풍부하여 탄력 있는 피부로 만들어주며
사과에 함유된 유기산은 피부를 투명하고 매끄럽게 해준다.

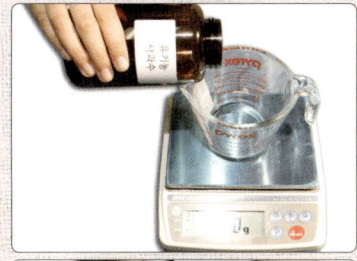

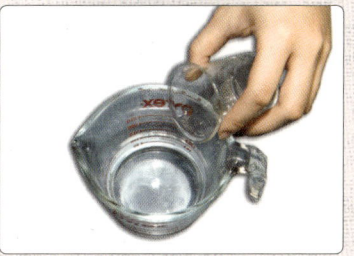

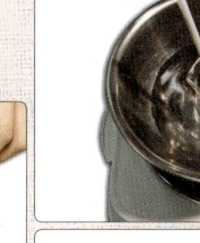

이렇게 만들자!

① 유리 비커나 적당한 용기에 수상 재료를 계량해 넣고 핫플레이트에 올려 40℃까지 가열한다.

② 다른 용기에는 첨가물을 계량한 후 골고루 섞는다. (중탕으로 35~40℃ 가열한다.)

③ 수상 재료에 스틱을 이용하여 돌리면서 첨가물을 천천히 붓는다. 가용화가 잘되도록 충분히 젓는다.

④ 천연 방부제를 계량하여 넣는다.

⑤ 재료들이 잘 섞이도록 저은 후 300mesh 여과 망에 여과한다. 소독한 공병에 붓는다.

tip
- 유기농 함량이 너무 많다고 생각되면 각 성분에 사용량만큼 정제수로 대체하면 된다.
- 중탕이란 가열하고자 하는 물체를 직접 가열하지 않고 물이 담긴 용기에 넣어 간접적으로 가열하는 방법을 말한다.

{ 재료 준비 (100ml) }

수상 재료 정제수 50g, 유기농 오이 수 18.5g , 유기농 로즈마리 잎 수 10g 유기농 다마스크 장미 꽃 수 10g, 내츄럴 베타인 1g, 히알루론산 파우더 0.1g, 유기농 병풀 잎 수 3g

첨가물 유기농 알코올 2g, 유기농 글리세린 3g, NS-2000 0.3g, 에센셜 오일 블렌딩(베르가못 오일 2방울, 제라늄 오일 1방울, 로즈우드 오일 2방울) 0.1g

천연 방부제 NP-3 2g

난이도 : ★★★ | 피부 타입 : 모든 피부, 지성 피부 | 사용 기한 : 3개월 | 직사광선을 피하고 서늘한 실내 보관

보습력과 청결이 하나로

오이 수 스킨

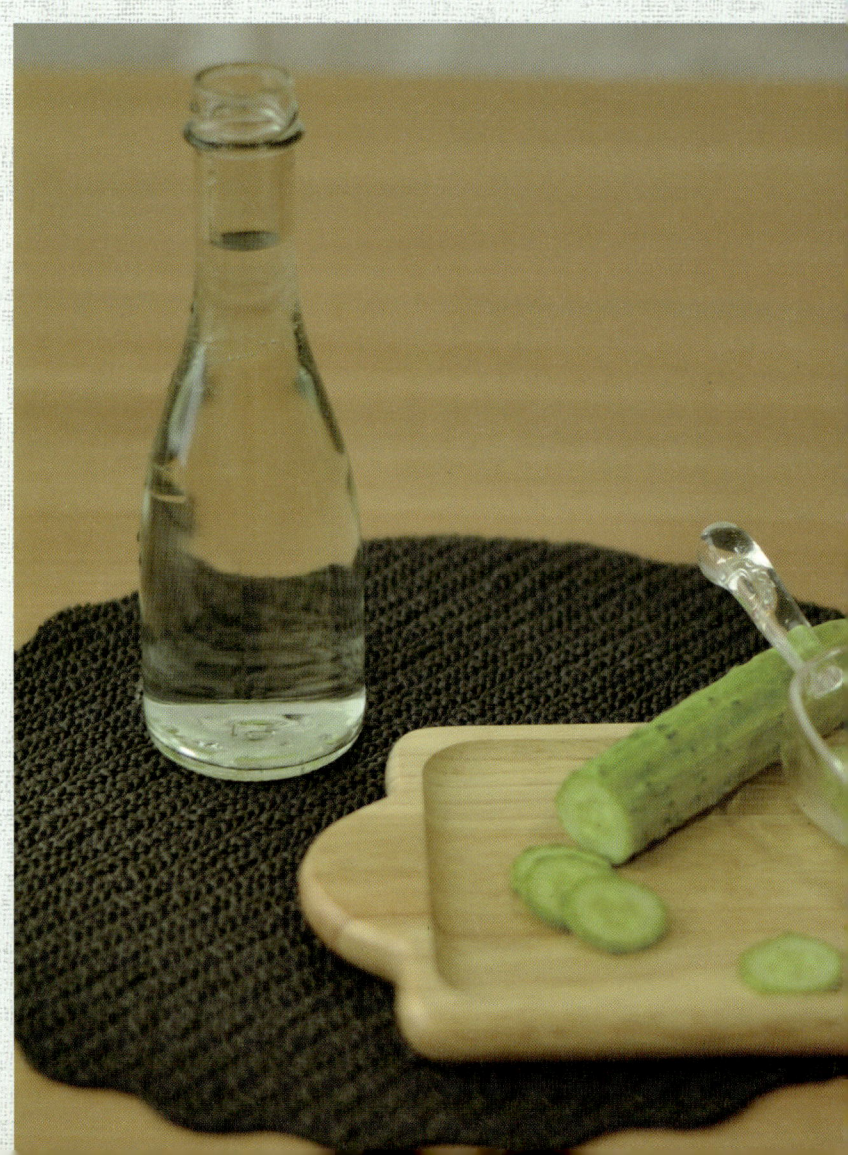

오이의 당분과 미네랄 성분이
피부의 불순물 및 피지를 조절해 주며,
수분 함량이 많아
보습 작용과 청결함을 유지하여
노화 방지, 윤택한 피부를 만든다.

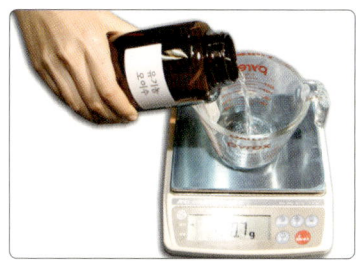

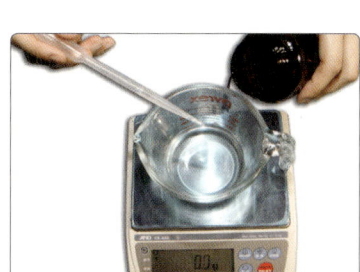

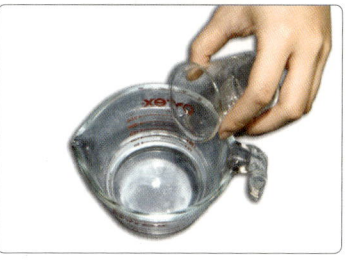

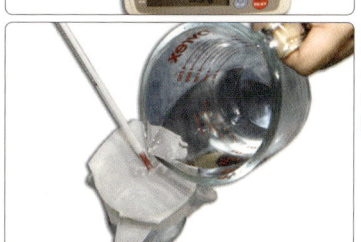

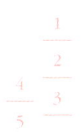

이렇게 만들자!

① 유리 비커나 적당한 용기에 수상 재료를 계량해 넣고 핫플레이트에 올려 40℃까지 가열한다.

② 다른 용기에는 첨가물을 계량한 후 골고루 섞는다. (중탕으로 35~40℃ 가열한다.)

③ 수상 재료에 스틱을 이용하여 저으면서 첨가물을 천천히 붓는다. 가용화가 잘 되도록 충분히 젓는다.

④ 천연 방부제를 계량하여 넣는다.

⑤ 재료들이 잘 섞이도록 저은 후 300mesh 여과 망에 여과한다. 소독한 공병에 붓는다.

- 유기농 함량이 너무 많다고 생각되면 각 성분에 사용량만큼 정제수로 대체하면 된다.
- 정제수는 상수를 증류, 역삼투압, 흡착, 자외선 살균을 선택적으로 정제한 물이다.

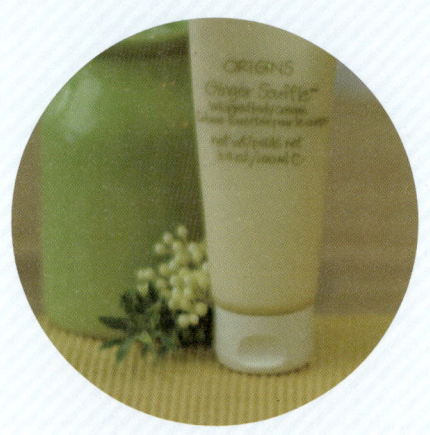
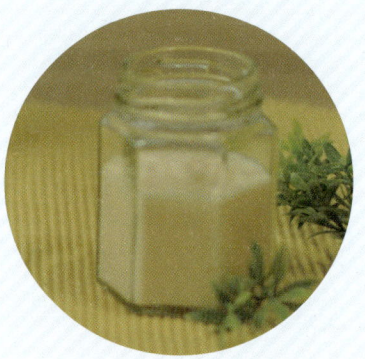
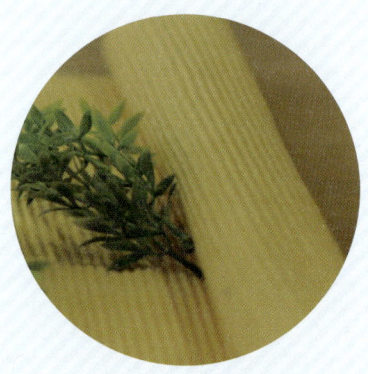

PART3

피부 건강 UP
유기농 로션 DIY

로션은 스킨 사용 후 피부에 수분과 유분을 공급하여 피부 균형을 맞춰준다. 기온, 습기, 스트레스, 자외선 등 외부적인 조건에 의해 피부는 수분과 유분이 부족하게 되는데 로션은 수분과 유분의 균형을 일정하게 유지해 건강한 피부로 만든다.
크림과 로션의 차이점은 유상 재료의 양과 유화제 양의 차이인데 크림이 유상 재료와 유화제가 더 많이 배합된다.

영양소가 풍부한 기적의 나무

모링가 로션

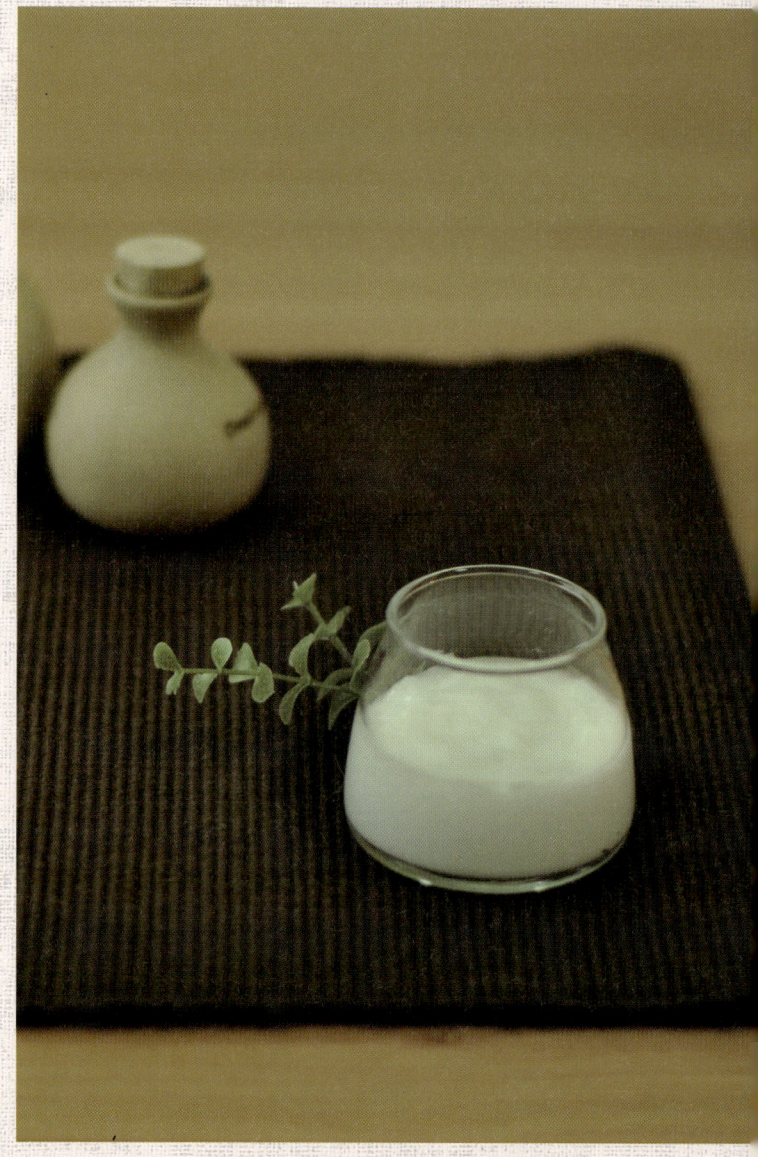

(재료 준비(100ml))

- **수상 재료** 유기농 모링가 잎 추출물 50g, 유기농 라벤더 추출물 20g, 유기농 로즈마리 잎 수 8.2g, 디포타슘글리시리제이트 0.1g, 잔탄검 0.1g, 유기농 글리세린 3g, 프로판디올 2g,
- **유화제** 몬타노브 왁스 1g, 세테아릴 알코올 1g, 하이드로제네이티드레시틴 0.4g
- **유상 재료** 식물성 스쿠알렌 3g, 이소아밀라우레이트 3g, 카프릴릭/카프릭트리글리세라이드 2g, 유기농 아몬드 오일 1g, 유기농 아보카도 오일 1g
- **첨가물** 유기농 사과 수 1g, 유기농 알로에베라 잎 추출물 1g, 에션셜 오일 블렌딩(자몽 껍질 오일, 베르가못 껍질 오일, 라벤더 오일, 일랑일랑 꽃 오일, 클로브싹 오일) 0.2g
- **천연 방부제** NP-3 2g

난이도 : ★★★★ | 피부타입 : 모든 피부, 건성 피부, 민감성 피부 | 사용 기한 : 3개월 | 직사광선을 피하고 서늘한 실내 보관

모링가는 열대 지방에서 자라는 다년생 콩과 식물로, 신의 선물, 기적의 나무, 생명의 나무라고 불릴 정도로 많은 영양소를 함유한 식물이다. 모링가 잎에는 프로틴, 비타민A, B, C와 미네랄 성분이 풍부하다. (모링가 잎 100g에는 프로틴 9.3g, 칼슘 434mg, 포타슘 404mg, 비타민A 738㎍, 비타민C 164mg 등의 영양소가 함유되어 있다.)

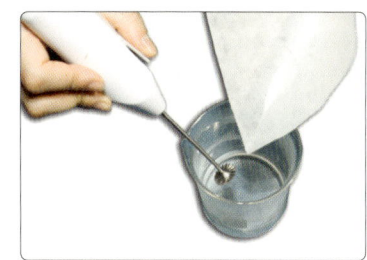

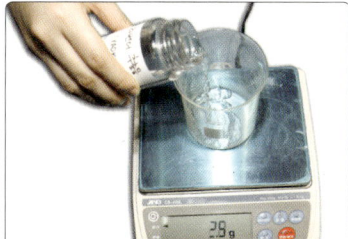

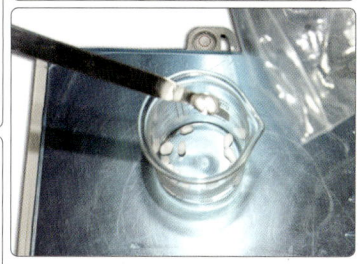

이렇게 만들자!

① 유리 비커나 적당한 용기에 수상 재료 중 잔탄검과 모링가 잎 추출물을 계량한 후 핸드 블렌더로 잔탄검이 풀어질 때까지 교반한다. (30~40℃에서 가온하면 쉽게 교반된다.)

② 유리 비커나 적당한 용기에 다른 수상 재료를 계량하고 교반된 잔탄검을 같이 넣고 젓는다.

③ 다른 유리 비커에는 유상 재료와 유화제를 같이 계량해 넣는다.

④ 두 개의 비커를 모두 핫플레이트에 올려 70~75℃가 될 때까지 약한 불로 가열한다.

⑤ 온도가 맞춰지면 유상 재료 비커를 수상 재료 비커에 천천히 부어 가면서 핸드블렌더로 유화를 진행한다.

⑥ 유화가 끝나면 온도계, 알뜰 주걱을 이용하여 천천히 냉각시킨다.

⑦ 첨가물과 에센셜 오일, 천연 방부제를 계량해 넣고 재료들이 골고루 섞이도록 핸드블랜더로 30초 정도 교반한다. 알뜰 주걱으로 잘 저어 소독한 공병에 붓는다.

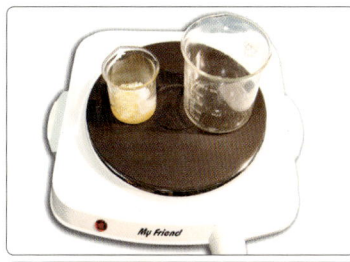

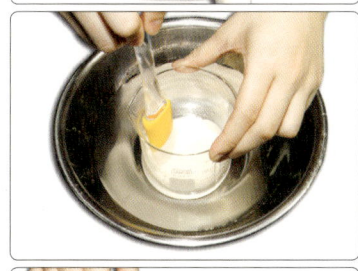

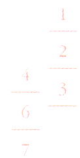

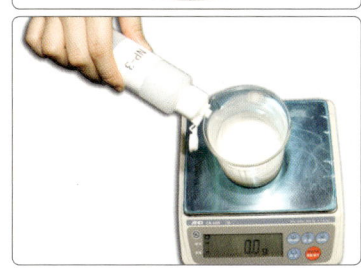

 tip

- 유화란 물과 기름처럼 서로 섞이지 않는 두 액체를 제3의 물질(유화제)을 이용하여 미세한 입자(1~10㎛) 상태로 분산시켜 놓은 것을 말한다.
- 유화 시간은 유화 시 유백색이 띠기 시작하면 2~3분 정도 교반한다.
- 0.1g 단위로 계량이 어려울 경우는 스틱의 작은 부분을 이용해 1회만 계량하면 된다.

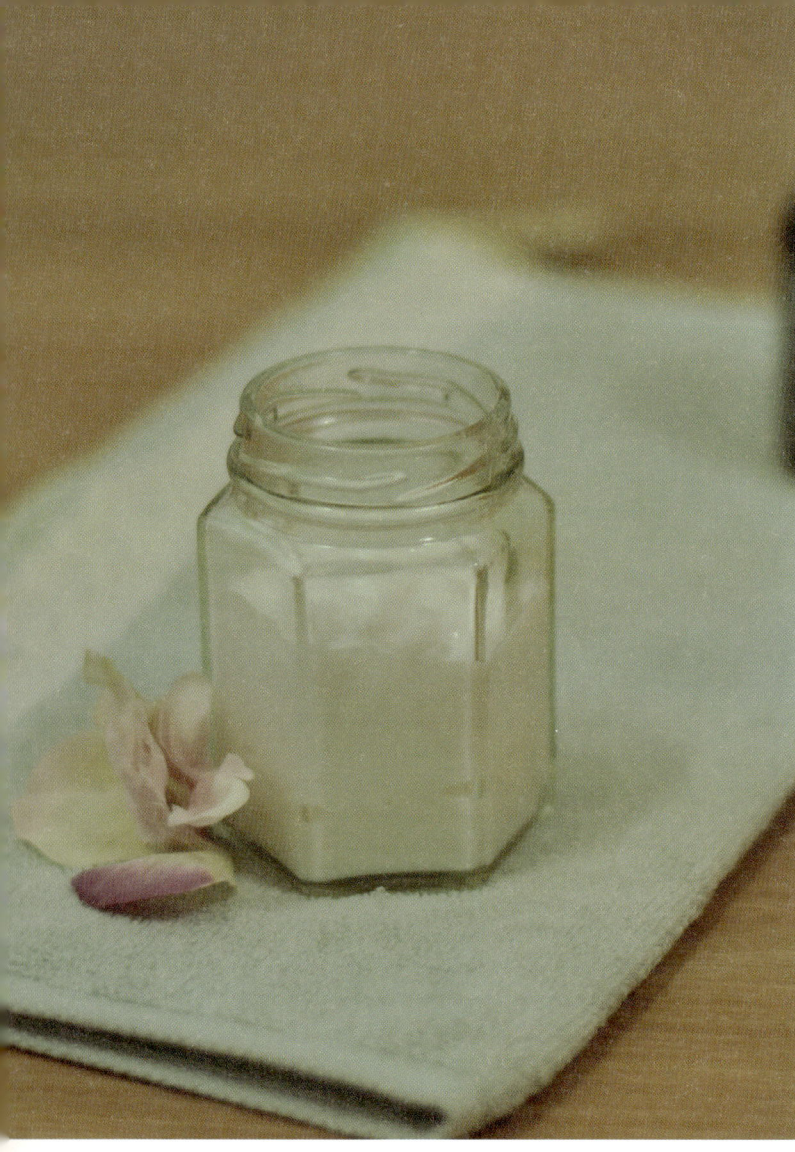

스쿠알렌 로션

친화력 좋은 천연 보호막

{ 재료 준비 (100ml) }

수상 재료 유기농 알로에베라 잎 50g , 유기농 라벤더 추출물 20g, 유기농 로즈마리 잎 수 3.6g, 디포타슘글리시리제이트 0.1g, 유기농 글리세린 3g, 프로판디올 2g
유화제 올리브 유화 왁스 4g
유상 재료 식물성 스쿠알렌 5g, 시어버터 1g, 유기농 달맞이 꽃 오일 5g
첨가물 유기농 사과 수 1g, 유기농 마치현 추출물 3g, 에센셜 오일 블렌딩(제라늄 오일 4방울, 라벤더 오일 4방울) 0.3g
천연 방부제 NP-3 2g

난이도 : ★★★★　　피부 타입 : 모든 피부, 건성 피부 | 사용 기한 : 3개월 | 직사광선을 피하고 서늘한 실내 보관

사람의 피부 표층 지방은 약 12%가 스쿠알렌으로 구성되어 있어 스쿠알렌 로션을 바를 시 친화력이 높아 피부를 부드럽고 윤택하게 해주며 천연 유상 보호막을 형성한다. 유분감이 적으면서 침투성이 좋은 특징이 있다.

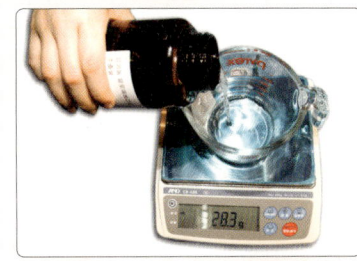

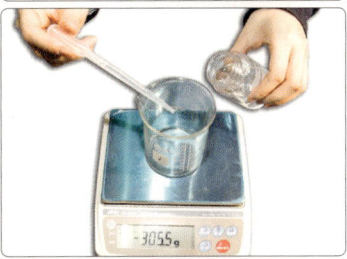

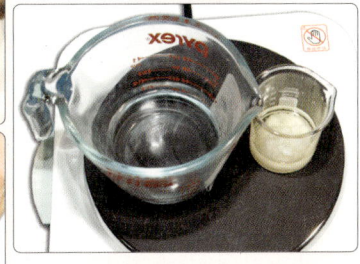

이렇게 만들자!

① 유리 비커나 적당한 용기에 다른 수상 재료를 계량하고 스틱으로 잘 젓는다.

② 다른 유리 비커에는 유상 재료와 유화제를 같이 계량해 넣는다.

③ 두 개의 비커를 모두 핫플레이트에 올려 65~70℃가 될 때까지 약한 불로 가열한다.

④ 온도가 맞춰지면 유상 재료 비커를 수상 재료 비커에 천천히 부어 가면서 핸드블렌더로 유화를 진행한다.

⑤ 유화가 끝났으면 온도계, 알뜰 주걱을 이용하여 천천히 냉각시킨다.

⑥ 첨가물과 에센셜 오일, 천연 방부제를 계량해 넣고 재료들을 골고루 섞는다. 알뜰 주걱으로 잘 저어 소독한 공병에 붓는다.

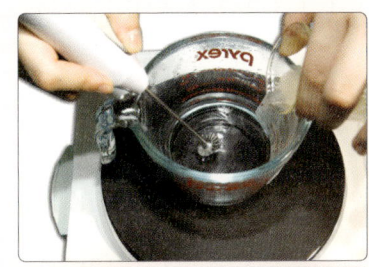

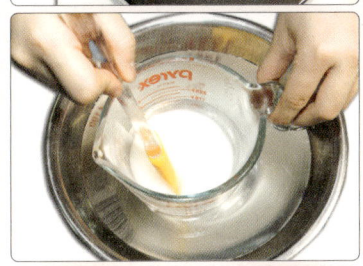

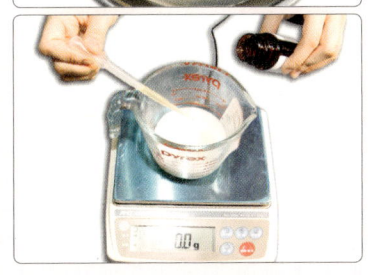

tip

- 추출물은 고온에서 가열하면 영양소가 파괴될 수 있고 천연 방부제는 방부 기능이 저하될 수 있다. 에센셜 오일 같은 경우는 휘발성이 강하므로 45℃ 이하에서 넣는다.
- 스쿠알렌은 천연의 탄화수소류로 고형성분 용해제나 유화 제품을 윤택하게 하는 오일이다.

{ 재료 준비(100ml) }

수상 재료	유기농 로즈마리 잎 50g, 유기농 캐모마일 꽃 수 20g , 유기농 티트리 잎 수 3.6g, 디포타슘글리시리제이트 0.1g, 유기농 글리세린 3g, 프로판디올 2g
유화제	올리브 유화 왁스 4g
유상 재료	식물성 스쿠알렌 5g, 헤이즐넛 오일 1g, 유기농 달맞이 꽃 오일 5g
첨가물	유기농 병풀 잎 수 1g, 유기농 마치현 추출물 3g, 에션셜 오일 블렌딩(라벤더 오일 6방울, 캐모마일 오일(로먼) 2방울, 티트리 오일 1방울) 0.3g
천연 방부제	NP-3 2g

난이도 : ★★★★ | 피부 타입 : 모든 피부, 지성 피부 | 사용 기한 : 3개월 | 직사광선을 피하고 서늘한 실내 보관

신진대사를 촉진하는

로즈마리 로션

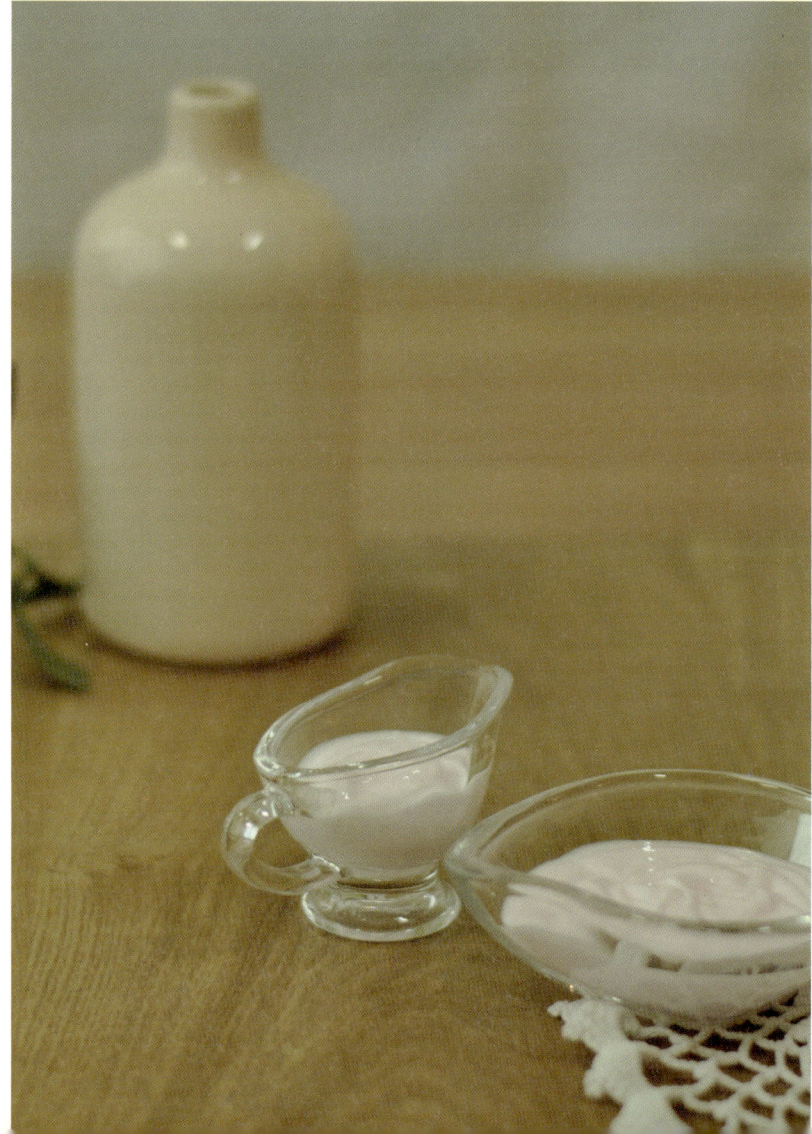

로즈마리는 모공이 넓어진 지성 피부와
외부 자극을 받아 부은 피부를 진정시켜 주는
성분들이 많이 함유되어 있다. 혈액 순환을 좋게 하고,
신진대사를 촉진하며 소염 작용 기능도 있다.

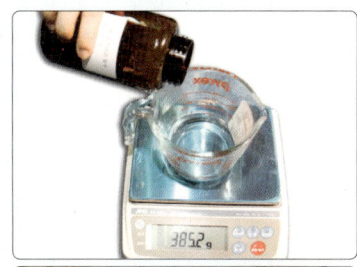

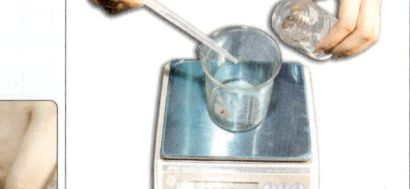

이렇게 만들자!

① 유리 비커나 적당한 용기에 수상 재료를 계량해서 넣고 스틱으로 잘 젓는다.

② 다른 유리 비커에는 유상 재료와 유화제를 같이 계량해 넣는다

③ 두 개의 비커를 모두 핫플레이트에 올려 65~70℃가 될 때까지 약한 불로 가열한다.

④ 온도가 맞춰지면 유상 재료 비커를 수상 재료 비커에 천천히 부어가면서 핸드블렌더로 유화를 진행한다.

⑤ 유화가 끝났으면 온도계, 알뜰 주걱을 이용하여 천천히 냉각시킨다.

⑥ 첨가물과 에센셜 오일, 천연 방부제를 계량해 넣고 재료들을 골고루 섞는다. 알뜰 주걱으로 잘 저어 소독한 공병에 붓는다.

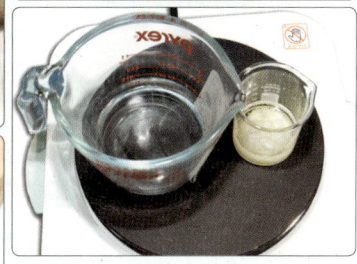

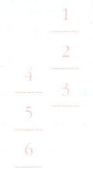

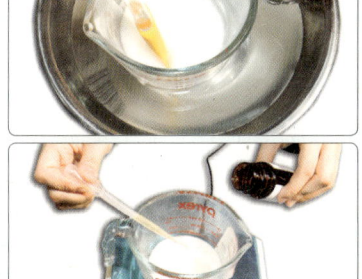

- 로즈마리는 지중해 연안이 원산지이며, 꿀풀과의 여러해살이 식물이다. 바늘 같은 푸른 잎과 특유의 향을 가지고 있으며 민간 의학에서는 연고로 만들어 사용하기도 했다.
- 화장품에 다양한 용도로 첨가되며, 여드름 피부에도 적용할 수 있다.

전신 미용 효과

··· 캐모마일 바디 보습 로션 ···

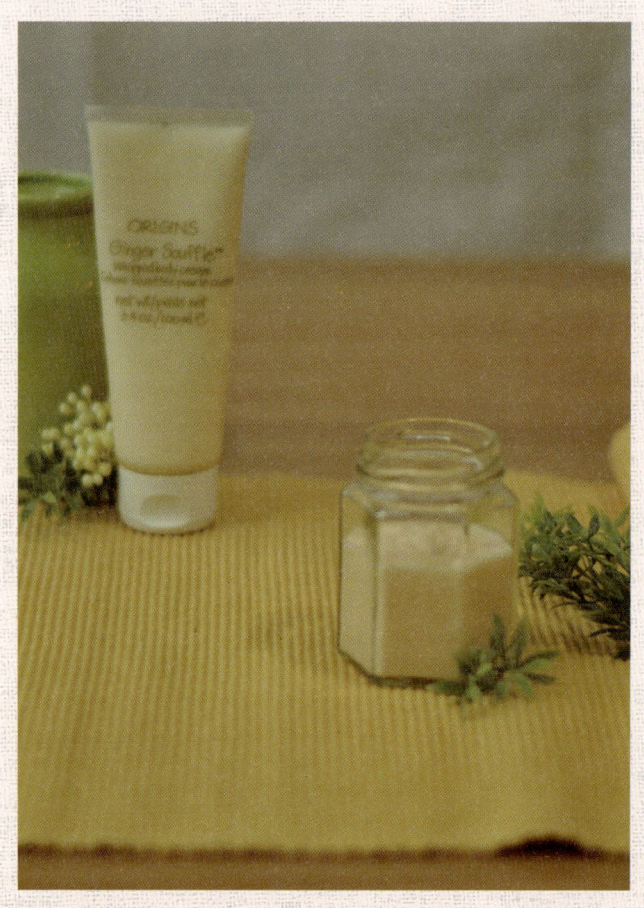

{ 재료 준비(100ml) }

수상 재료   유기농 캐모마일 꽃 수 50g , 유기농 정제수 25g , 유기농 병풀 잎 수 3.2g
유상 재료   로즈힙 오일 4g, 시어버터 2g, 유기농 달맞이 꽃 오일 5g, 호호바 오일 4g
유화제   올리브 유화 왁스 4.5g
첨가물   식물성 콜라겐 1g, 에센셜 오일(버가못 오일 3방울, 스위트 오렌지 오일 5방울) 0.3g
천연 방부제 NP-3 2g

난이도 : ★★★ | 피부 타입 : 모든 피부 | 사용 기한 : 3개월 | 직사광선을 피하고 서늘한 실내 보관

캐모마일은 국화과에 속하며 다년생 약용식물로써 피부 살균 효과와 전신 미용 효과가 커서 목욕제로 많이 사용된다. 캐모마일은 무기질 성분이 많이 함유되어 있어 피부의 진정 작용과 건성 피부에는 수분을 공급하여 건조함을 개선해주고 민감하고 지성인 피부에 발생하는 문제들을 관리해준다.

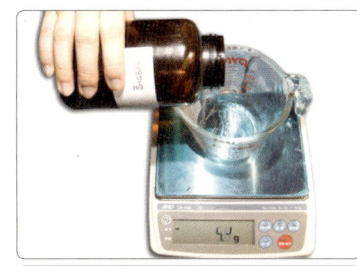

이렇게 만들자!

① 유리 비커나 적당한 용기에 수상 재료를 계량한다.
② 유리 비커나 적당한 용기에 다른 수상 재료를 계량하고 스틱으로 잘 젓는다.
③ 다른 유리 비커에는 유상 재료와 유화제를 같이 계량해 넣는다.
④ 두 개의 비커를 모두 핫플레이트에 올려 65~70℃가 될 때까지 약한 불로 가열한다.
⑤ 온도가 맞춰지면 유상 재료 비커를 수상 재료 비커에 천천히 부어 가면서 핸드블렌더로 유화를 진행한다.
⑥ 유화가 끝났으면 온도계, 알뜰 주걱을 이용하여 천천히 냉각시킨다.
⑦ 첨가물과 에센셜 오일, 천연 방부제를 계량해 넣고 재료들이 골고루 섞이도록 알뜰 주걱으로 잘 저어 소독한 공병에 붓는다.

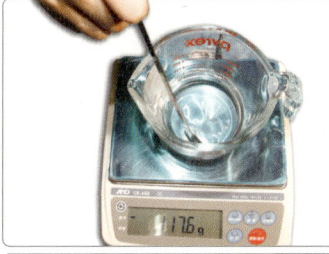
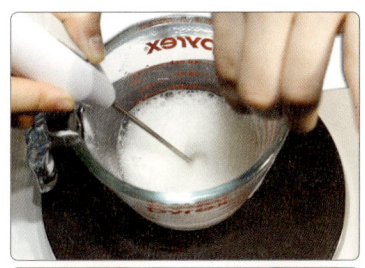
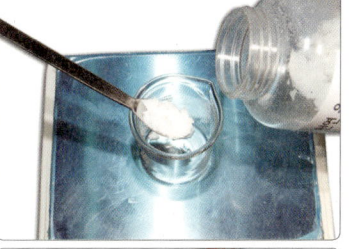
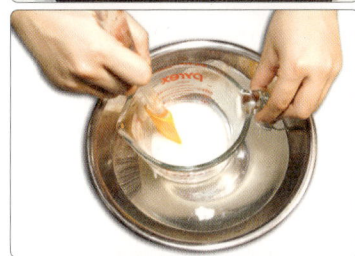
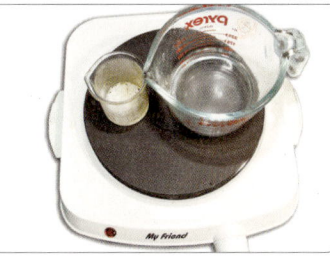
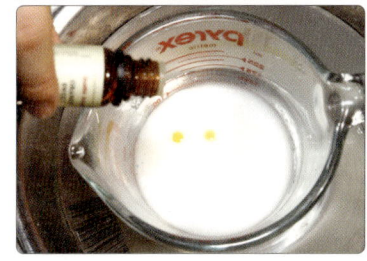

tip

- 추출물은 고온에서 가열하면 재료의 영양소가 파괴될 수 있고 천연 방부제는 방부 기능이 저하될 수 있다.
- 에센셜 오일 같은 경우는 휘발성이 강하므로 45℃ 이하에서 넣는다.
- 0.1g 단위로 계량이 어려울 때는 스틱의 작은 부분을 이용해 1회만 계량하면 된다.

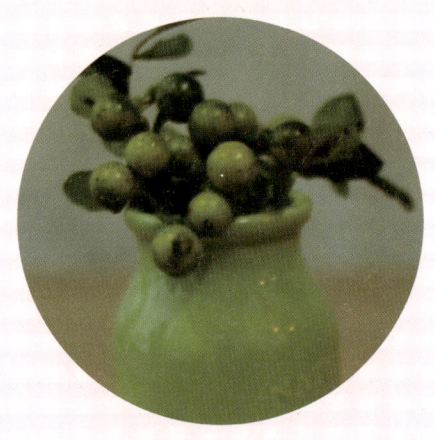
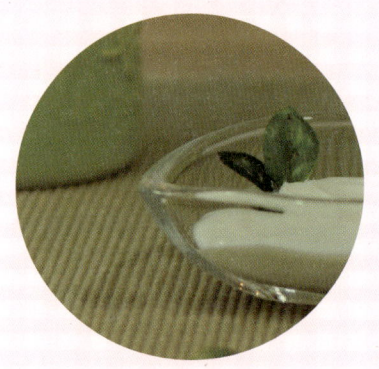
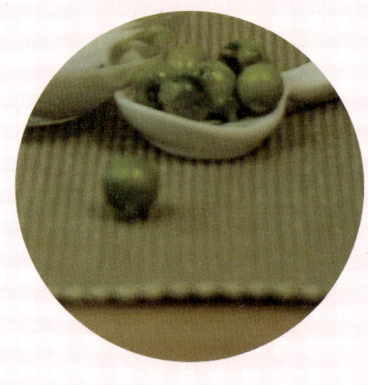

PART 4

피부 건강 유기농 크림
up Diy

크림은 외부 환경(추위, 열, 바람 등)으로부터 피부를 보호해주고 생리 기능을 도와 피부의 문제점을 개선해주며 수분과 유분을 공급해준다.
크림에는 피부에 수분을 공급하고 보습 기능을 하는 수분 크림, 피부에 수분 및 영양 공급을 목적으로 하며 유분감이 많은 영양 크림, 미백, 주름 개선 기능을 하는 아이 크림 등이 있다. 유기농 및 천연 재료를 사용해 만든 크림은 식물성 오일이 많이 첨가되므로 유분감이 많이 생기는 것이 특징이다.

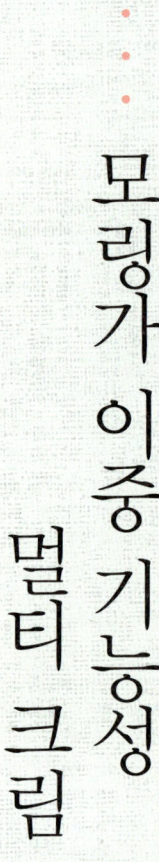

미백 효과와 민감성 피부에 맞는 모링가 이중 기능성 멀티 크림

(재료 준비(100ml))

수상 재료	유기농 모링가 잎 추출물 50g, 유기농 병풀 잎 수 8.2g, 유기농 마치현 추출물 3g, 유기농 내추럴 베타인 0.1g, 디포타슘글리시리제이트 0.1g, 잔탄검 0.1g, 유기농 글리세린 5g, 아데노신(주름 기능성 원료) 0.1g
유화제	유화제 베이스 원료 7.4g
유상 재료	천연 토코페롤 2g, 이소아밀라우레이트(에코서트) 3.5g, 카프릴릭/카프릭트리글리세라이드(에코서트) 2g, 유기농 아몬드 오일 6.4g, 유기농 호호바 오일 7g, 칸델리아 왁스 1.5g, 시어버터 1g, 유용성 감초 추출물 0.1g(미백 기능성 원료)
첨가물	에센셜 오일 블렌딩(라벤더 오일, 만다린 오일, 센티드제라늄 오일, 로즈우드 오일, 에버라스팅 꽃 오일, 광곽향 오일, 샌달우드 오일, 캐모마일 꽃 오일, 유향유) 0.5g
천연 방부제	NP-3 2g

난이도 : ★★★★★ | 피부 타입 : 모든 피부, 민감성 피부 | 사용 기한 : 3개월 | 직사광선을 피하고 서늘한 실내 보관

유기농 모링가 잎 추출물은 강력한 항산화 기능이 있어 피부 손상을 예방하고 피부를 개선해주며 매끄럽고 윤기 있게 만들어준다. 유용성 감초 추출물은 식약처 기능성 미백 고시 성분이며, 티로시나아제 억제제로 멜라닌 합성을 방해하여 미백에 도움을 준다. 미백 기능성 성분 중에서 특히 항자극제, 항산화 효과가 있으며 우수한 항염 효과가 있어서 오랫동안 천연 아크네 트리트먼트 성분으로 사용되었다. 여드름 자국과 같은 염증이 유발되는 색소 침착을 막는 데 효과적이다.

이렇게 만들자!

① 유리 비커나 적당한 용기에 수상 재료 중 잔탄검과 모링가 잎 추출물을 계량한 후 핸드블렌더로 잔탄검이 풀어질 때까지 교반한다. (30~40℃에서 가온하면 쉽게 교반된다.)

② 유리 비커나 적당한 용기에 다른 수상 재료를 계량하고 교반된 잔탄검을 같이 넣고 젓는다.

③ 다른 유리 비커에는 유상 재료와 유화제를 같이 계량해 넣는다.

④ 두 개의 비커를 모두 핫플레이트에 올려 75~78℃가 될 때까지 약한 불로 가열한다.

⑤ 온도가 맞춰지면 유상 재료 비커를 수상 재료 비커에 천천히 부어 가면서 핸드블렌더로 유화를 진행한다.

⑥ 유화가 끝나면 온도계, 알뜰 주걱을 이용하여 천천히 돌려가며 냉각시킨다.

⑦ 첨가물과 에센셜 오일, 천연 방부제를 계량해 넣고 재료들이 골고루 섞이도록 알뜰 주걱으로 잘 저어 소독한 공병에 붓는다.

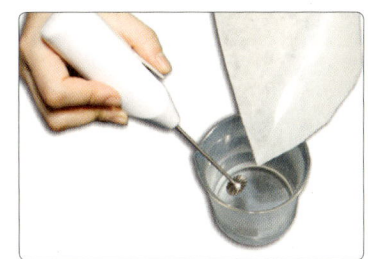
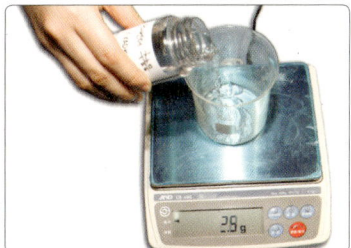
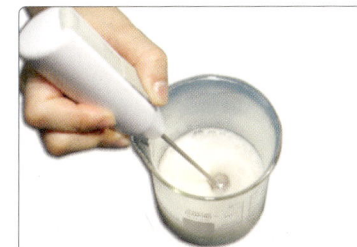
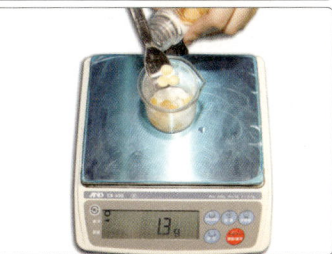
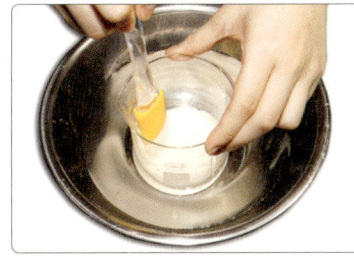
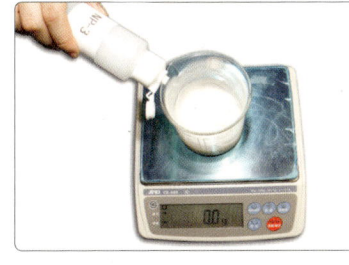
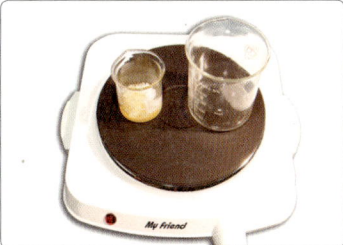

 tip

- 이중 기능성 크림은 30℃까지 냉각시켜 바로 진공 용기에 담아서 보관한다. 1회 50g씩 만들어 사용하면 적당하다. (기포가 많이 생기지 않도록 주의한다.)
- 아데노신은 식약처 주름 개선 기능성 고시 원료이다.
- 0.04% 이상 사용 시 주름 개선 기능을 나타내며 피부 노화를 방지하고, 피부 세포의 재생을 촉진하거나 손상을 방지하는 역할을 한다. 0.05% 이상 사용 시 미백 기능을 나타낸다.
- 크림은 손에 덜어 얼굴에 찍어 바른 후 톡톡 두드려 흡수시킨다.
- 아데노신과 유용성 감초 추출물은 계량할 때 스틱의 작은 부분을 이용해 절반만 계량하면 된다.

{ 재료 준비 (1 0 0 m l) }

수상 재료	유기농 캐모마일 꽃 수 50g, 유기농 병풀 잎 수 8.9g, 유기농 마치현 추출물 3g, 히알루론산 파우더 0.1g, 디포타슘글리시리제이트 0.1g, 유기농 글리세린 5g
유화제	올리브 유화 왁스 6g, 세테아릴 알코올 1g
유상 재료	천연 토코페롤 1g, 유기농 아몬드 오일 6.4g, 달맞이 꽃 오일 7g, 유기농 호호바 오일 7g, 시어버터 2g
첨가물	에션셜 오일 블렌딩(라벤더 오일 5방울, 로즈 오일 5방울, 제라늄 오일 5방울) 0.5g
천연 방부제	NP-3 2g

난이도 : ★★★★ | 피부 타입 : 건성 피부, 민감성 피부 | 사용 기한 : 3개월 | 직사광선을 피하고 서늘한 실내 보관

호호바 나이트 크림

흡수력이 뛰어나고 탱탱한 피부로

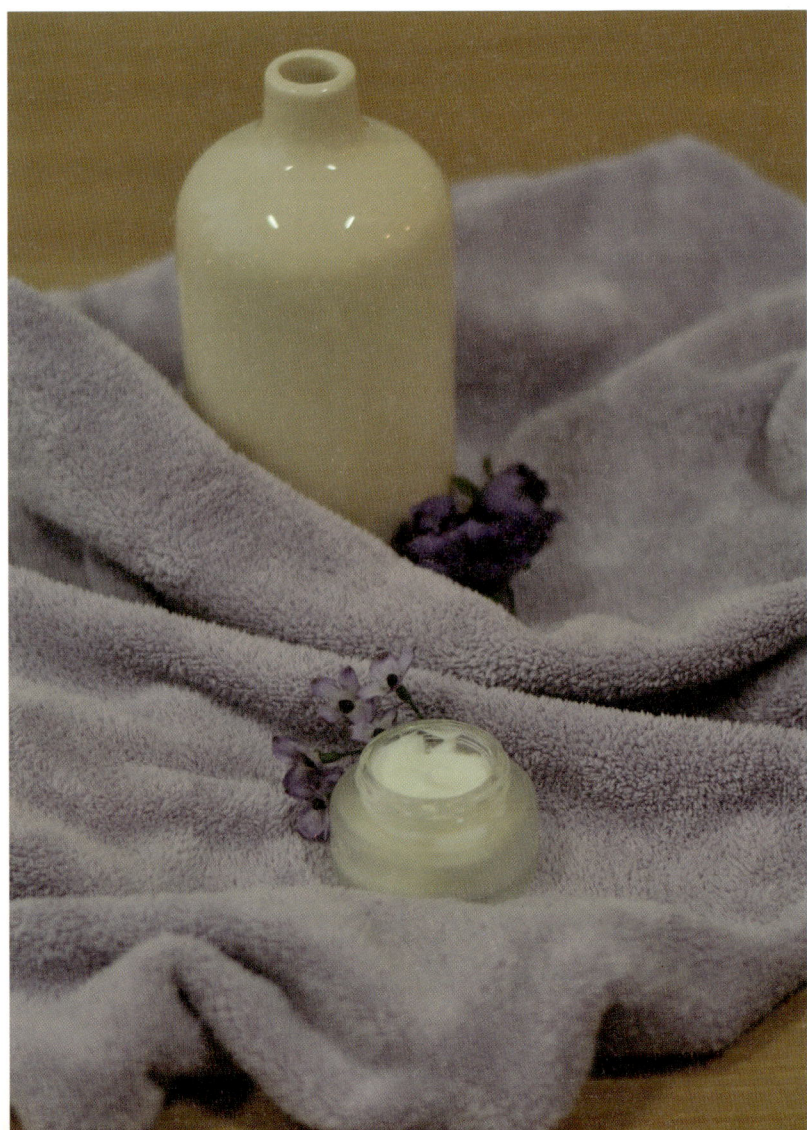

호호바 오일은 모든 피부에 사용할 수 있고 피부 성분과 가장 흡사해서 흡수력이 뛰어나고 피부에 유막을 만들지 않고 빠르게 흡수된다. 처진 피부를 탄력 있고 부드럽게 해주며 거칠고 외부 자극을 심하게 받는 피부에 유용하다. 나이트 크림으로 병풀 추출물과 히알루론산이 피부의 리페어 관리에 도움이 되며 수면 중의 노화를 방지하고 피부 재생에 도움을 준다.

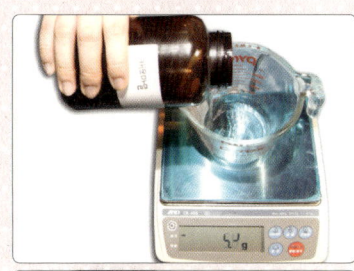

이렇게 만들자!

① 유리 비커나 적당한 용기에 수상 재료를 계량한다.

② 유리 비커나 적당한 용기에 다른 수상 재료를 계량하고 스틱으로 잘 젓는다.(핸드블렌더로 히알루론산이 풀어질 때까지 교반한다.)

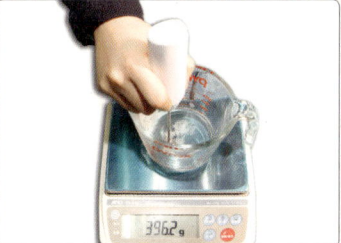

③ 다른 유리 비커에는 유상 재료와 유화제를 같이 계량해 넣는다.

④ 두 개의 비커를 모두 핫플레이트 올려 65~75℃가 될 때까지 약한 불로 가열한다.

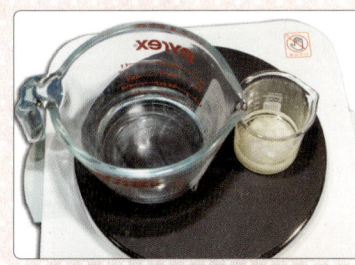

⑤ 온도가 맞춰지면 유상 재료 비커를 수상 재료 비커에 천천히 부어 가면서 핸드블렌더로 유화를 진행한다.

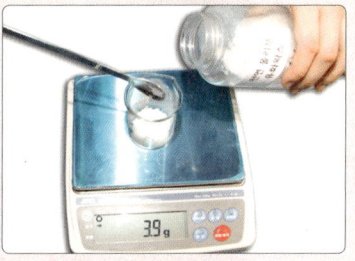

⑥ 유화가 끝났으면 온도계, 알뜰 주걱을 이용하여 천천히 냉각시킨다.

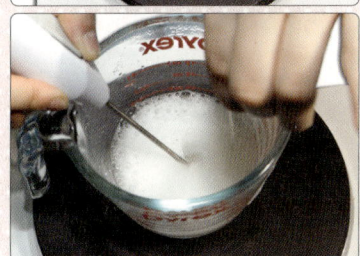

⑦ 첨가물과 에센셜 오일, 천연 방부제를 계량해 넣고 재료들이 골고루 섞이도록 알뜰 주걱으로 잘 저어 소독한 공병에 붓는다.

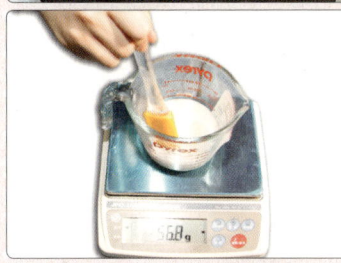

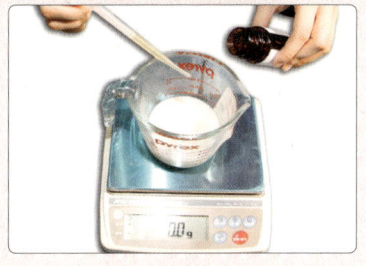

tip

• 토코페롤은 피부 세포막을 방어하는 중요한 기능을 하며 자외선, 오염 물질, 노화 등을 막아주는 역할을 한다. 또한, 피부 속 깊이 침투하여 신진대사를 촉진하며 강력한 항산화 작용으로 화장품의 보존 기간을 늘려준다.

• 히알루론산파우더 0.1g은 히알루론산 솔루션 10g으로 대체할 수 있다.

• 0.1g 단위로 계량이 어려울 경우 스틱의 작은 부분을 이용하여 1회만 계량하면 된다.

• 나이트 크림의 미백 기능성을 더하고 싶으면 알파-비사보롤을 0.5% 추가하면 된다.

탄력 up, 복합성 피부에 맞는

히알루론산 데이 크림

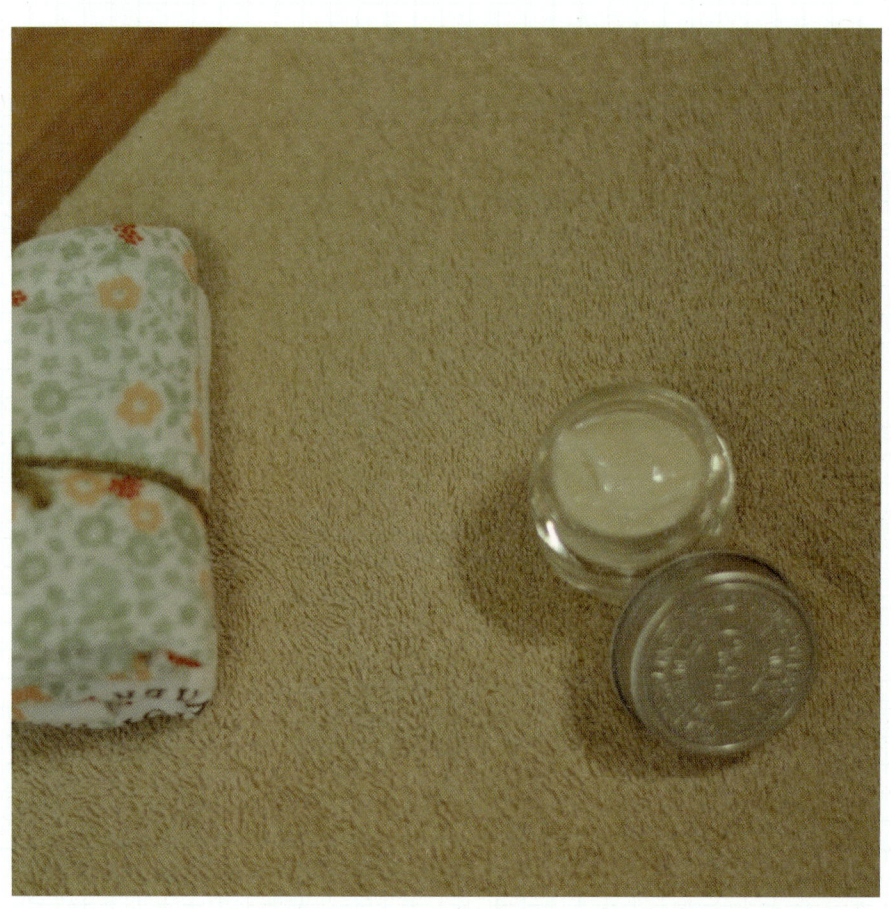

{ 재료 준비(100ml) }

- **수상 재료** 유기농 다마스크 장미 꽃 수 50g, 유기농 병풀 잎 수 8.1g, 유기농 마치현 추출물 3g, 히알루론산 파우더 0.1g, 유기농 글리세린 5g, 폴리글루타믹애씨드 0.1g, 식물성 콜라겐 1g
- **유상 재료** 천연 토코페롤 1g, 밀배아 오일 7.4g, 유기농 호호바 오일 7g, 달맞이 꽃 오일 7g, 시어버터 1g
- **유화제** 올리브 유화 왁스 6g, 세테아릴 알코올 1g
- **첨가물** 로즈 에센셜 오일 10방울 0.3g
- **천연 방부제** NP-3 2g

난이도 : ★★★★ | 피부 타입 : 복합성 피부 | 사용 기한 : 3개월 | 직사광선을 피하고 서늘한 실내 보관

히알루론산은 피부를 매끄럽게 하고 수분을 간직하는
막을 형성하여 피부를 탄력 있게 만든다.
콜라겐과 엘라스틴은 피부 성분을 지탱해주어 피부의 탄력을 높이고
조직 세포로 영양분을 공급하여 탄력 있는 피부로 만든다.

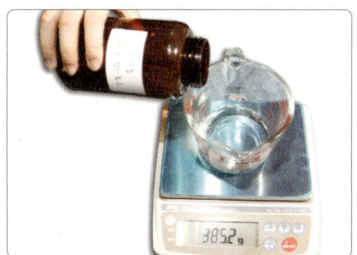

이렇게 만들자!

① 유리 비커나 적당한 용기에 수상 재료를 계량한다.

② 유리 비커나 적당한 용기에 다른 수상 재료를 계량해 넣고 스틱으로 잘 젓는다. (핸드 블렌더로 히알루론산이 풀어질 때까지 교반한다.)

③ 다른 유리 비커에는 유상 재료와 유화제를 같이 계량해 넣는다.

④ 두 개의 비커를 모두 핫플레이트에 올려 65~70℃가 될 때까지 약한 불로 가열한다.

⑤ 온도가 맞춰지면 유상 재료 비커를 수상 재료 비커에 천천히 부어 가면서 핸드블렌더로 유화를 진행한다.

⑥ 유화가 끝났으면 온도계, 알뜰 주걱을 이용하여 천천히 냉각시킨다.

⑦ 첨가물과 에센셜 오일, 천연 방부제를 계량해 넣고 재료들이 골고루 섞이도록 알뜰 주걱으로 잘 저어 소독한 공병에 붓는다.

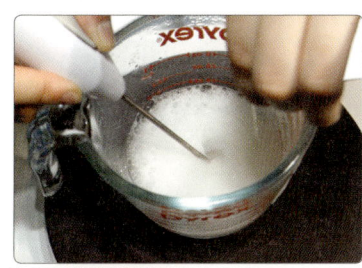
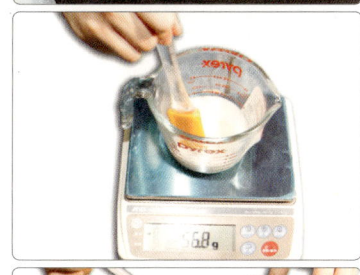
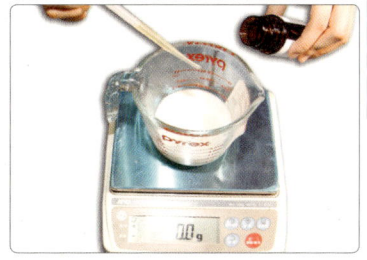
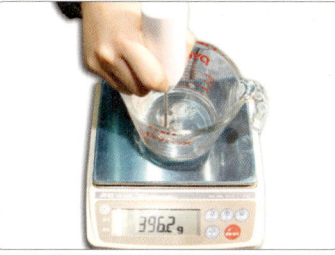
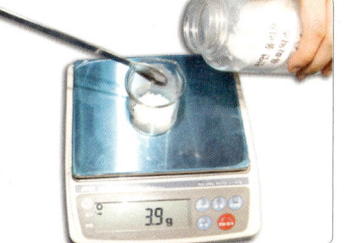
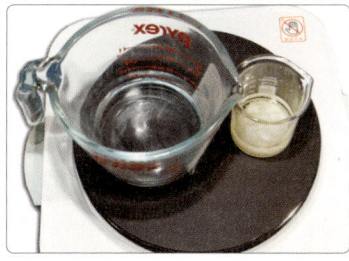

tip

- 크림은 집중적인 수분 공급과 영양 공급에 초점을 맞춘 영양 크림, 리프팅 효과를 주는 탄력 크림 등 제품의 기능과 성분에 따라 그 종류가 나뉜다.
- 히알루론산 파우더 0.1g을 히알루론산 솔루션 10g으로 대체할 수 있다.
- 0.1g 단위로 계량이 어려울 경우 스틱의 작은 부분을 이용해 1회만 계량하면 된다.

아데노신 주름 기능성 아이크림

주름 개선, 피부를 탄력 있게

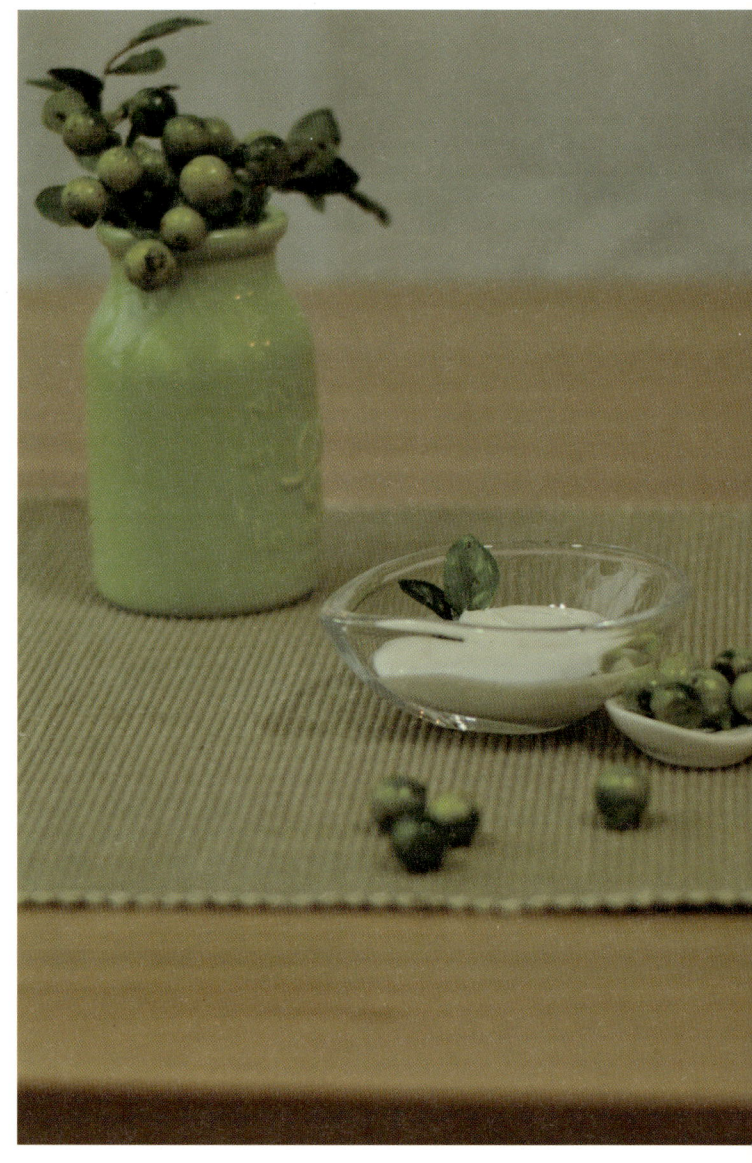

{ 재료 준비 (100ml) }

수상 재료	유기농 다마스크 장미 꽃 수 50g, 유기농 병풀 잎 수 8.2g, 유기농 마치현 추출물 3g, 유기농 내추럴 베타인 0.2g, 디포타슘글리시리제이트 0.1g, 잔탄검 0.1g, 유기농 글리세린 5g, 아데노신 0.1g(주름 기능성 원료)
유상 재료	천연 토코페롤 2g, 이소아밀라우레이트(에코서트) 3.5g, 카프릴릭/카프릭트리글리세라이드(에코서트) 2g, 로즈힙 오일 6.4g, 유기농 호호바 오일 7g, 칸델리아 왁스 1.5g, 시어버터 1g
유화제	유화제 베이스 원료 7.4g
첨가물	에센셜 오일 블렌딩(라벤더 오일, 만다린 오일, 센티드 제라늄 오일, 로즈우드 오일, 에버라스팅 꽃 오일, 광곽향 오일, 샌달우드 오일, 캐모마일 꽃 오일, 유향유) 0.5g
천연 방부제	NP-3 2g

난이도 : ★★★★★ | 피부 타입 : 모든 피부, 눈 전용 | 사용 기한 : 3개월 | 직사광선을 피하고 서늘한 실내 보관

아데노신은 단백질 합성을 도와주는 역할을 하므로 피부 진피층의 콜라겐 합성을 촉진해 주름 개선 및 피부를 탄력 있게 만든다. 항염증, 상처 치유에 탁월한 기능이 있어 피부 면역력 증강에 좋다.

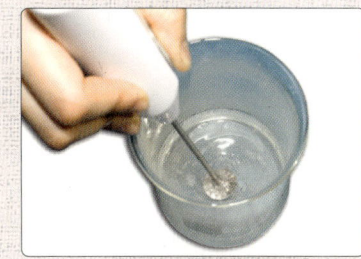

어떻게 만들자!

① 유리 비커나 적당한 용기에 수상 재료 중 잔탄검과 유기농 다마스크 장미 꽃 수를 계량한 후 핸드블렌더로 잔탄검이 풀어질 때까지 교반한다.(30~40℃에서 가열하면 쉽게 교반된다.)

② 유리 비커나 적당한 용기에 다른 수상 재료를 계량하고 교반된 잔탄검을 같이 넣고 젓는다.

③ 다른 유리 비커에는 유상 재료와 유화제를 같이 계량해 넣는다.

④ 두 개의 비커를 모두 핫플레이트에 올려 75~78℃가 될 때까지 약한 불로 가열한다.

⑤ 온도가 맞춰지면 유상 재료 비커를 수상 재료 비커에 천천히 부어 가면서 핸드블랜더로 유화를 진행한다.

⑥ 유화가 끝났으면 온도계, 알뜰 주걱으로 저어가면서 천천히 냉각시킨다.

⑦ 첨가물과 에센셜 오일, 천연 방부제를 계량해 넣고 재료들이 골고루 섞이도록 알뜰 주걱으로 잘 저어 소독한 공병에 붓는다.

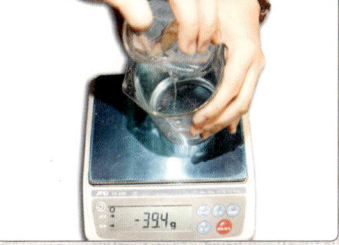
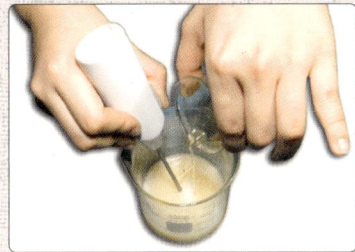
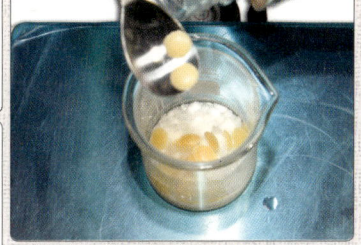
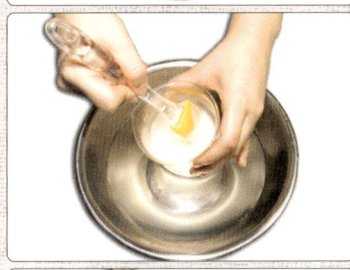
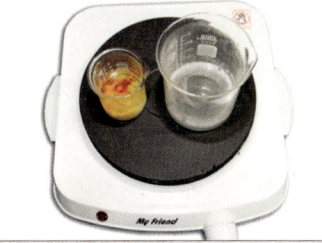
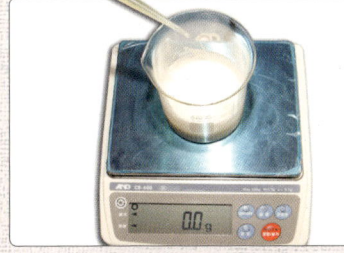

tip

- 주름 기능성 크림은 30℃까지 냉각시켜 바로 진공 용기에 담아서 보관한다. 1회 50g씩 만들면 적당하다.
- 아데노신은 식약처 주름 개선 기능성 고시 원료이며, 0.04% 이상 사용 시 주름 개선 기능을 나타낸다.
- 에센셜 블렌딩 오일에 아로마 향이 강하면 로즈 오일이나 레몬티 오일 3방울씩만 사용해도 된다.
- 소량을 눈가에 톡톡 찍어 놓은 후 손가락 힘이 가장 약한 네 번째 손가락을 사용하여 두드리며 흡수시킨다. (너무 세게 비비거나 문지르면 오히려 주름이 생길 수 있으니 주의한다.)

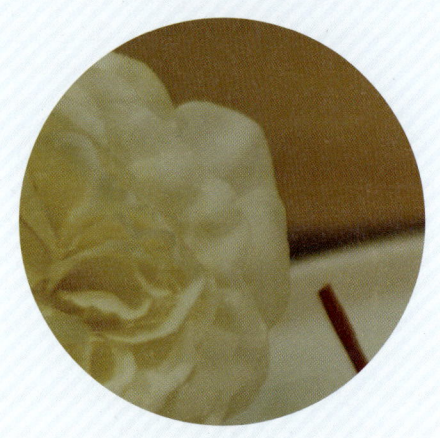
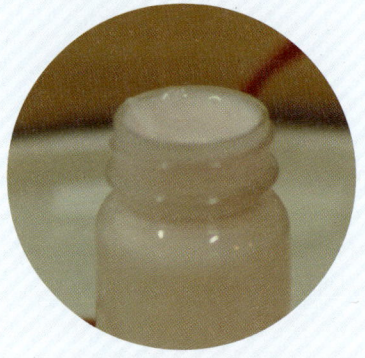
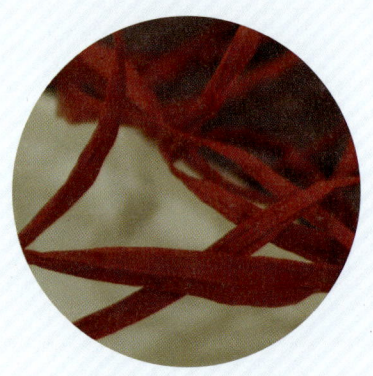

PART5

피부 건강 *up*
유기농 에센스 *DIY*

에센스에는 미용 성분이 고농축 함유되어 있고 진정, 여드름, 영양, 미백, 수분 공급이 탁월하다. 또한, 피부에 고농축의 영양 물질을 공급하여 피부를 가볍고 매끄러운 상태로 만들어준다.

하늘의 기적
··· 알로에 진정 에센스 ···

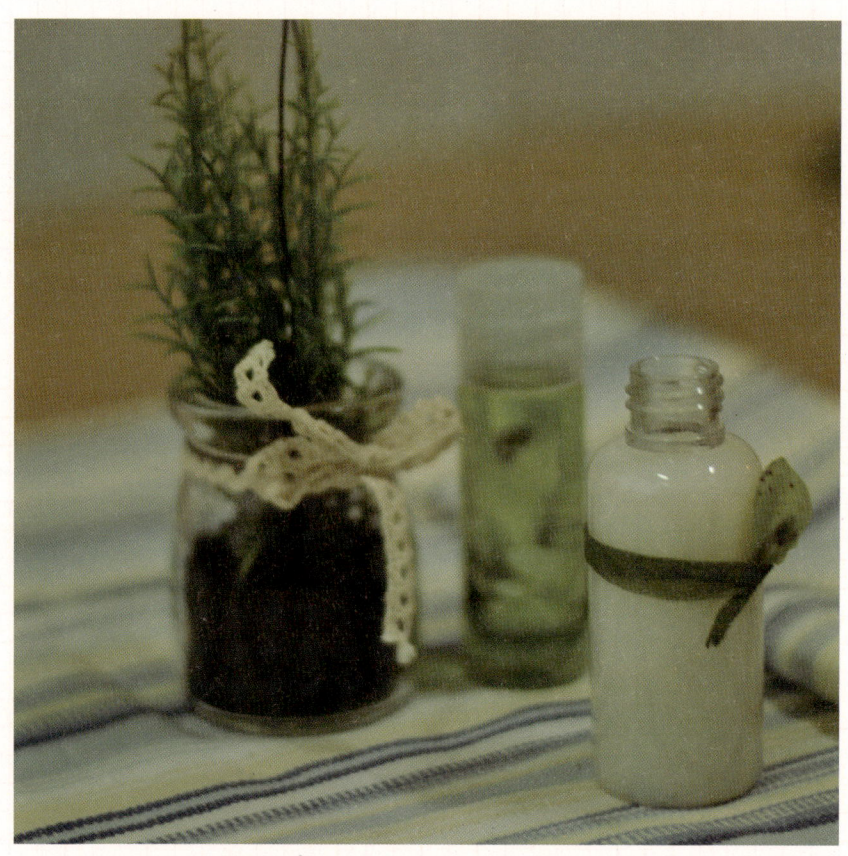

{ 재 료 준 비 (1 0 0 m l) }

- **수상 재료** 유기농 알로에베라 잎 수 67.6g, 유기농 캐모마일 꽃 수 17g, 유기농 녹차 추출물 10g, 글리세린 1g, 진정 에센스 수상 베이스(스클레로듐검, 알긴산나트륨, 잔탄검) 0.7g
- **유상 재료** 헤이즐넛 오일 0.4g, 유기농 달맞이 꽃 오일 0.4g
- **유화제** 올리브 유화 왁스 0.4g, 슈크로오스 천연 유화제 0.2g, 하이드로제네이티드레시틴 0.2g
- **첨가물** 알로에 진정 에센셜 오일 블렌딩(라벤더 오일, 유칼립투스 오일, 레몬 잎 오일, 센트디 제라늄 오일, 자스민 오일, 광곽향 오일) 0.1g
- **천연 방부제** NP-3 2g

난이도 : ★★★ | 피부 타입 : 트러블 피부, 손상 피부, 건성 피부 | 사용 기한 : 3개월 | 직사광선을 피하고 서늘한 실내 보관

백합과의 식물인 알로에는 화장품 원료로써 최적의 재료이며 미국 인디언들은 '하늘의 기적'이라고 이름을 붙여 부르기도 했다. 알로에는 거칠고 손상된 피부를 부드럽게 해줄 뿐만 아니라 피부 탄력성을 회복하게 도와준다.

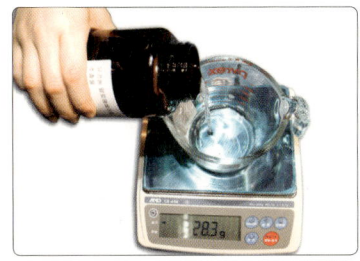

이렇게 만들자!

① 유리 비커나 적당한 용기에 수상 재료를 계량한다.

② 유리 비커나 적당한 용기에 다른 수상 재료를 계량하고 70~75℃에서 가열하여 진정 에센스 수상 베이스를 넣고 핸드블렌더로 잘 풀어준다.

③ 계량한 비커를 핫플레이트에 올려 75~80℃ 사이가 될 때까지 약한 불로 가열한다.

④ 가열한 수상 재료 유리 비커에는 유상 재료와 유화제를 같이 계량해 넣고, 온도가 맞춰지면 핸드블렌더로 유화시킨다.

⑤ 유화가 끝나면 온도계, 알뜰 주걱을 이용하여 천천히 냉각시킨다.

⑥ 첨가물과 에센셜 오일, 천연 방부제를 계량해 넣고 재료들이 골고루 섞이도록 알뜰 주걱으로 잘 저어 소독한 공병에 붓는다.

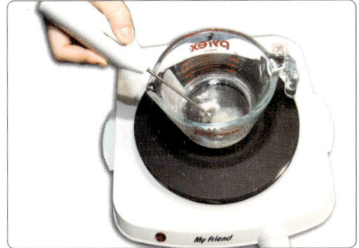
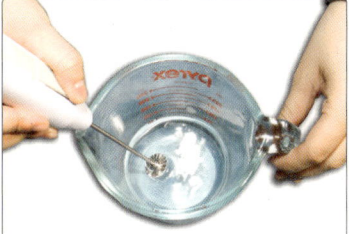
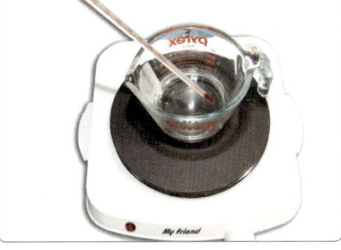
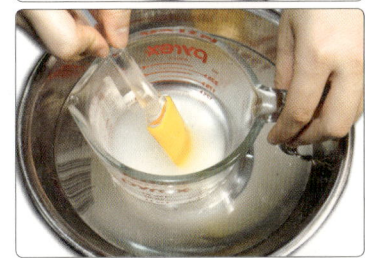
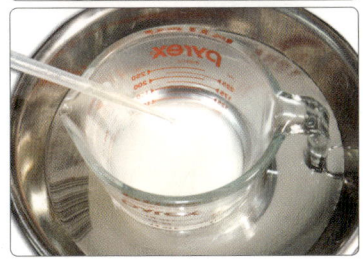

 tip

- 강한 햇볕으로 인한 얼굴의 화끈거림이나 경미한 피부 이상, 야외 활동 시 벌레에 물렸을 때나 환절기 피부 건조 등의 내·외부적인 요인으로 자극받아 민감해진 피부에 빠르고 순하게 스며들어 자극을 완화하고 진정시킨다.
- 편리한 볼 타입 용기로 부드럽게 바르면 시원한 느낌과 함께 진정 효과를 준다.

터키 황실의 향기

다마스크 로즈 에센스

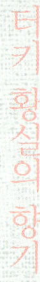

[재료 준비(100ml)]

- **수상 재료** 유기농 다마스크 장미 꽃 수 73.8g, 유기농 마치현 추출물 2g, 유기농 병풀 잎 수 2g
- **유상 재료** 천연 토코페롤 1g, 유기농 호호바 오일 5g, 로즈힙 오일 10g
- **유화제** 올리브 유화 왁스 3g, 세테아릴 알코올 1g
- **참가물** 로즈 에센셜 오일 6방울 0.2g
- **천연 방부제** NP-3 2g

난이도 : ★★★ | 피부 타입 : 건성 피부, 민감성 피부 | 사용 기한 : 3개월 | 직사광선을 피하고 서늘한 실내 보관

장미는 향이 좋아 스트레스 완화에 좋으며 비타민C가 레몬의 20배 정도 함유되어 있어 잔주름 개선, 노화 방지, 피부 면역력을 증가시켜 준다. 또한, 장미는 부드러운 수렴 작용을 하여 화장수로 많이 이용된다.

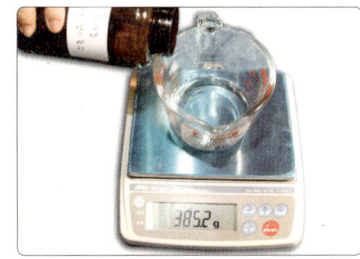
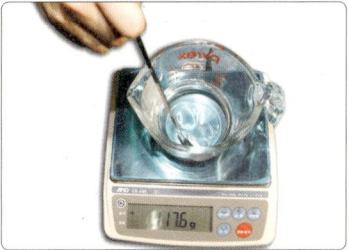
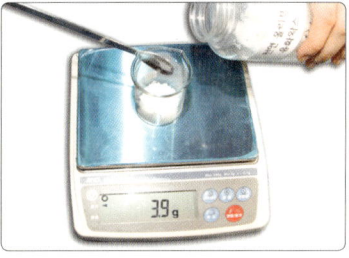

이렇게 만들자!

① 유리 비커나 적당한 용기에 수상 재료를 계량한다.

② 유리 비커나 적당한 용기에 다른 수상 재료를 계량하고 스틱으로 잘 젓는다.

③ 다른 유리 비커에는 유상 재료와 유화제를 같이 계량해 넣는다.

④ 두 개의 비커를 핫플레이트에 올려 65~70℃ 사이가 될 때까지 약한 불로 가열한다.

⑤ 온도가 맞춰지면 유상 재료 비커를 수상 재료 비커에 천천히 부어가면서 핸드블렌더로 유화시킨다.

⑥ 유화가 끝나면 온도계, 알뜰 주걱을 이용하여 천천히 냉각시킨다.

⑦ 첨가물과 에센셜 오일, 천연 방부제를 계량해 넣고 재료들이 골고루 섞이도록 알뜰 주걱으로 잘 저어 소독한 공병에 붓는다.

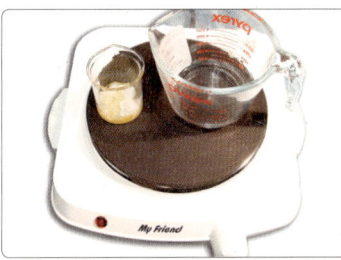
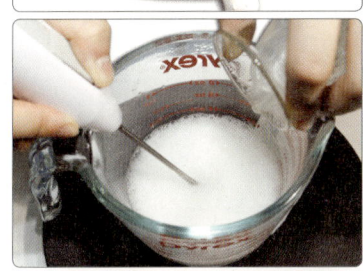
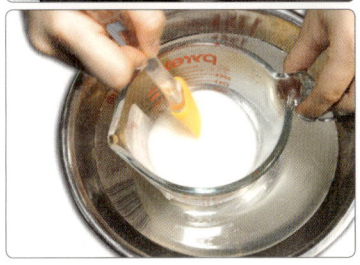

- 장미는 향수와 화장품 제조에 가장 다양하게 사용되며 몸의 면역력을 높여주는 역할도 한다.

{ 재 료 준 비 (1 0 0 m l) }

수상 재료   유기농 로즈마리 잎 수 30g, 수용성 콜라겐 10g, 유기농 라벤더 추출물 10g, 베타인 0.2g, 에센스 수상 베이스 0.3g, 구연산 0.1g
유화제   슈크로오스 천연 유화제 0.4g, 하이드로제네이티드레시틴 0.1g
첨가물   하이알루노닉애씨드1% 3g, 폴리글루타믹애씨드1% 3g, 베타글루칸 3g, 에센스 오일 블렌딩(라벤더 오일, 만다린 오일, 유향유, 커리플랜트꽃 오일, 캐모마일 오일, 서양 호주산달우드 오일, 캐모마일 꽃 오일) 0.1g
천연 방부제   NP-3 1g

난이도 : ★★★★ | 피부 타입 : 모든 피부, 민감성 피부 | 사용 기한 : 3개월 | 직사광선을 피하고 서늘한 실내 보관

탱탱한 피부로 젊음을 찾아주는

콜라겐 에센스

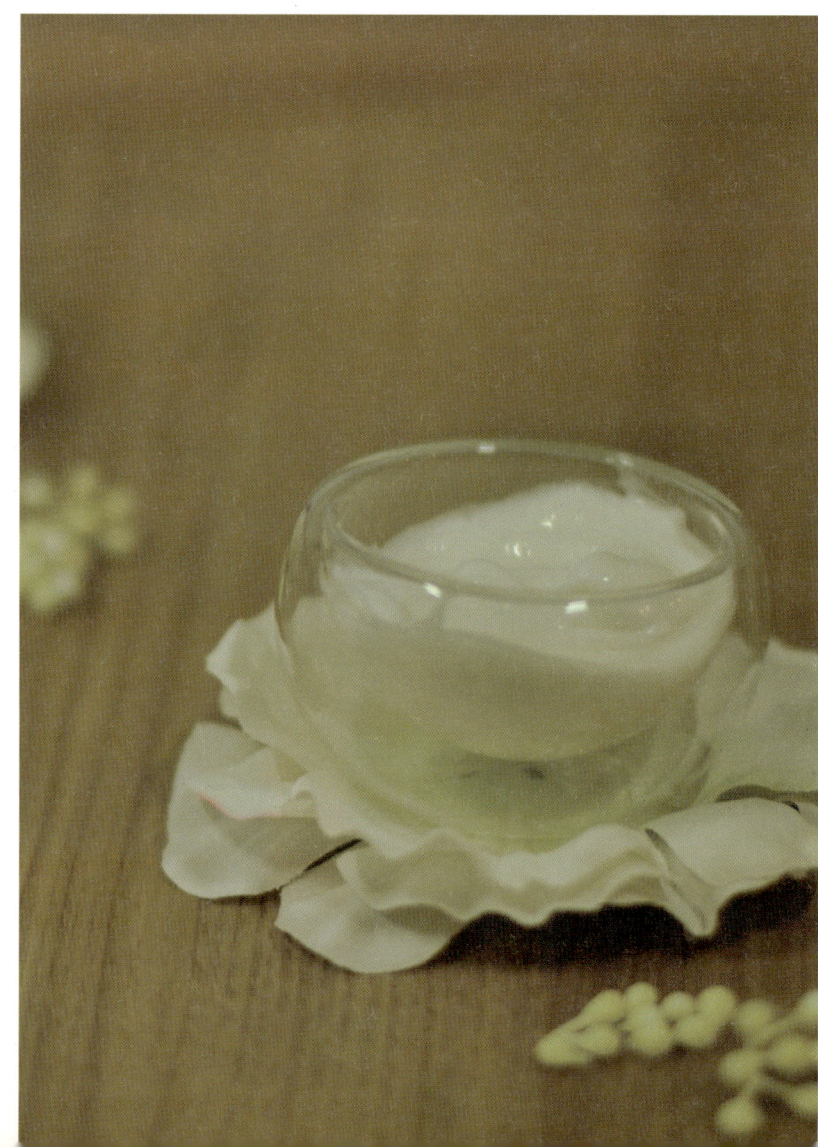

콜라겐은 피부 진피층을 구성하는 단백질의 일종으로, 피부의 탄력을 유지하는 중요한 역할을 하며 주름 예방, 노화 방지 및 수분을 유지해 탱탱한 피부로 만들어준다.

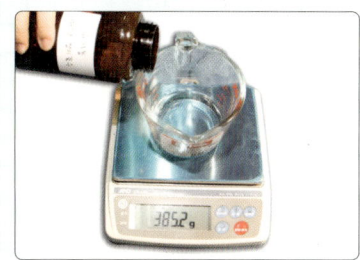

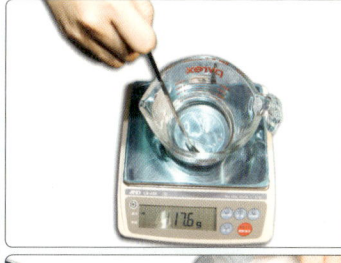

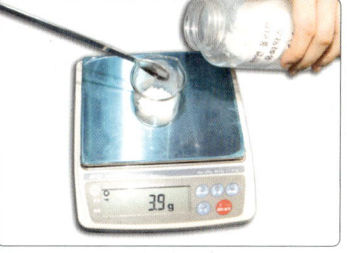

이렇게 만들자!

① 유리 비커나 적당한 용기에 수상 재료를 계량한다.

② 유리 비커나 적당한 용기에 다른 수상 재료를 계량하고 스틱으로 잘 젓는다. 핫플레이트에 올려 70~75℃ 사이가 될 때까지 약한 불로 가열한다.

③ 75℃로 가열한 수상 재료 유리 비커에 유상 재료와 유화제를 같이 계량해 넣는다.

④ 75℃ 온도에서 핸드블렌더로 유화시킨다.

⑤ 유화가 끝나면 온도계, 알뜰 주걱을 이용하여 천천히 냉각시킨다.

⑥ 첨가물과 에센셜 오일, 천연 방부제를 계량해 넣고 재료들이 골고루 섞이도록 알뜰 주걱으로 잘 저어 소독한 공병에 붓는다.

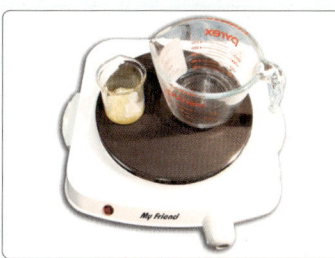

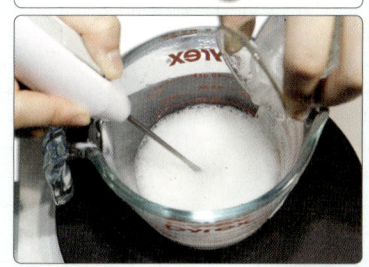

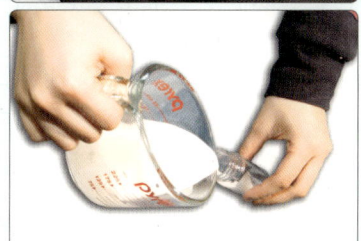

- 에센스 오일의 향이 강할 경우 1방울만 사용해도 충분하다.
- 0.1g 단위로 계량이 어려울 때는 스틱의 작은 부분을 이용해 1회만 계량한다.

피부 재생에 효과적인

병풀 세럼

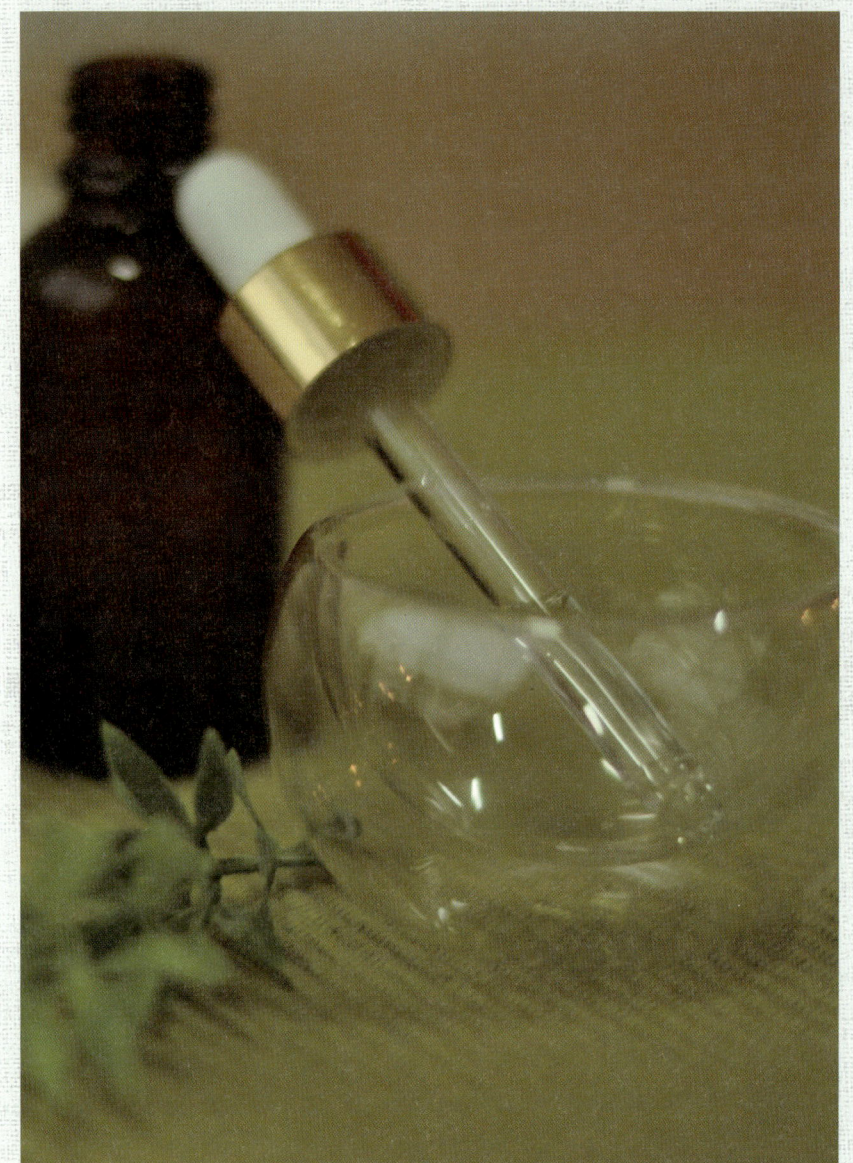

{ 재료 준비(100ml) }

수상 재료   유기농 병풀 잎 수 92g, 유기농 캐모마일 꽃 수 2g, 유기농 히아루론산 파우더 0.7g, 유기농 마치현 추출물 2g, 유기농 티트리 잎 수 1.3g
천연 방부제   NP-3 2g

난이도 : ★★★ | 피부 타입 : 지성 피부, 민감성 피부, 여드름 피부, 아토피 피부 | 사용 기한 : 3개월 | 직사광선을 피하고 서늘한 실내 보관

병풀의 유효 성분은 아시아티코사이드이며, 스테롤, 플라보놀글리코사이드, 폴리알킨, 사포닌 등의 성분이 포함되어 있다. 콜라겐 합성을 촉진시켜 피부 탄력을 증진하며 상처 치유 효과가 탁월해 피부 재생에 효과가 있다. 병풀은 전통적으로 쿠퍼로제(모세 혈관 확장으로 얼굴이 붉어지는 현상) 치료로 사용됐으며 주로 피부학적 질환에서 진정, 항가려움증 치료에 사용된다.

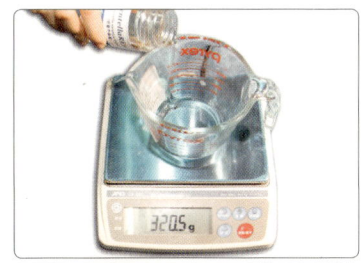

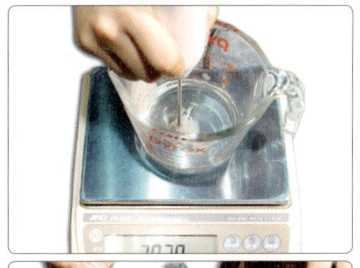

이렇게 만들자!

① 유리 비커나 적당한 용기에 수상 재료를 계량한다.

② 계량한 수상 재료를 핸드블렌더를 이용하여 섞으면서 히알루론산 파우더가 점도를 형성할 때까지 교반시킨다.

③ 천연 방부제를 계량하여 넣는다.

④ 재료들이 잘 섞이도록 저어 소독한 공병에 붓는다.

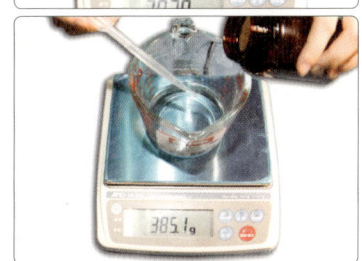

tip
- 히알루론산 파우더 0.7g을 히알루론산 솔루션 70g으로 대체해도 된다.
- 유기농 병풀을 사용하는 경우 인공 향료, 아로마 오일이 들어가지 않아 병풀 본연의 프레시한 향을 느낄 수 있다.

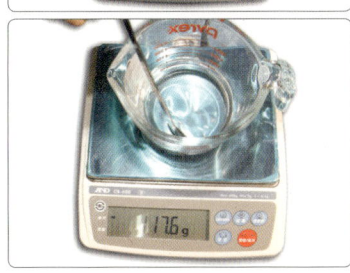

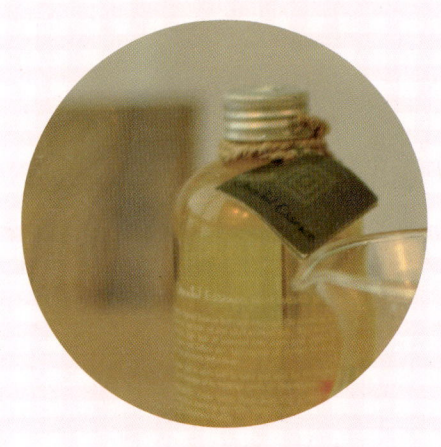
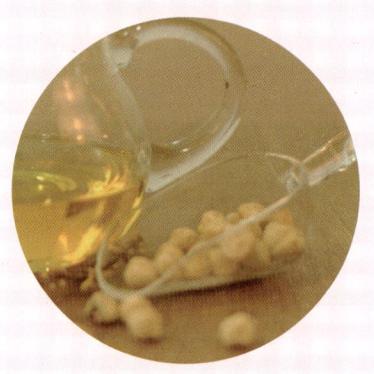
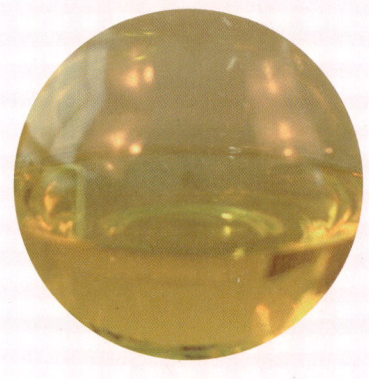

PART 6

피부 건강
유기농 오일

up
DIY

오일은 피부에 오일 보호막을 형성시켜 피부의 수분을 빠져나가지 못하게 하고 외부로부터 피부를 보호해준다. 천연 오일 보호막은 피지와 유사한 구조로 되어 있어 피부가 숨을 쉴 수 있는 동시에 보습 효과가 뛰어나며 민감하고 연약해진 피부를 강화시켜 준다.

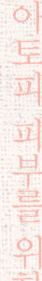

아토피 피부를 위한 달맞이 꽃 페이스 오일

(재료 준비(100ml))

오일 재료 유기농 달맞이 꽃 오일 50g, 유기농 호호바 오일 5g, 로즈힙 오일 30g, 천연 토코페롤 2g, 유기농 아보카도 오일 3g, 식물성 밀배아 오일 9.8g

첨가물 에센셜 오일(에버라스팅 오일 3방울, 쟈스민 오일 3방울) 0.2g

난이도 : ★ | 피부 타입 : 모든 피부, 건성 피부 | 사용 기한 : 6개월 | 직사광선을 피하고 서늘한 실내 보관

달맞이 꽃 오일은 리놀레인산을 함유하고 있어
표피 방어막의 기능을 유지해 피부의 능력을 개선해준다.
노화 피부, 건조한 피부에 매우 효과적이다.

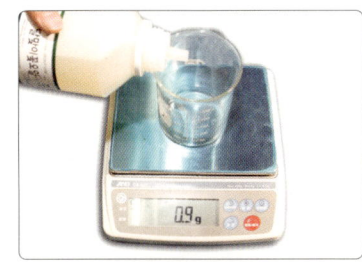

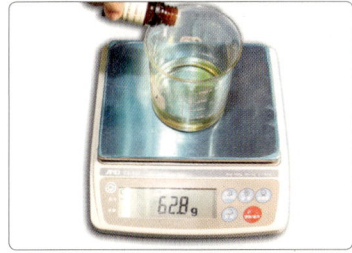

이렇게 만들자!

① 유리 비커나 적당한 용기에 오일 재료를 계량해 넣는다.

② 오일 재료를 계량한 용기에 첨가물을 계량해서 넣고 골고루 젓는다.

③ 재료들이 잘 섞이도록 저은 후 300mesh 여과 망에 여과하여 소독한 공병에 붓는다.

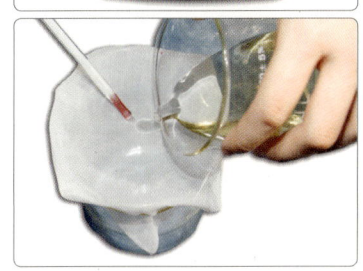

- 에버라스팅 오일은 헬리크라섬으로 불리는데, 민감한 피부를 진정시키고 알레르기와 마른버짐에 효과적이다.
- 순하고 프레시한 향을 원하면 라벤더 6방울, 레몬 오일 5방울 정도로 배합하면 좋다.

늘 촉촉한 피부를 위한

헤이즐넛 바디 오일

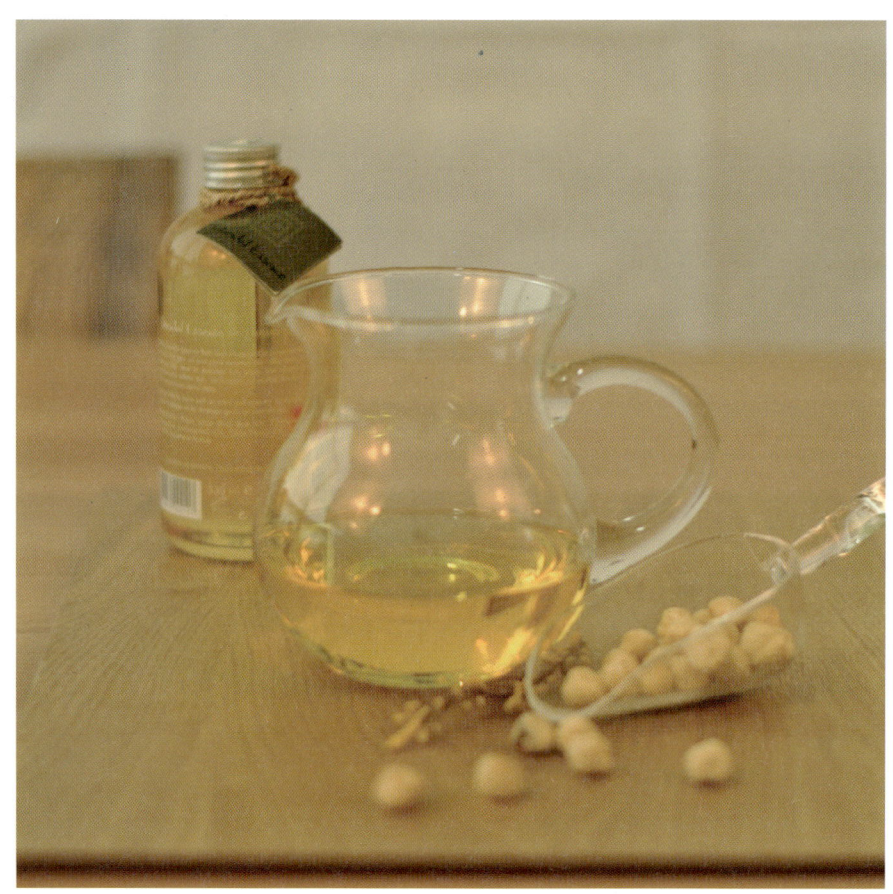

{ 재 료 준 비 (1 0 0 m l) }

오일 재료 유기농 아보카도 오일 5g, 유기농 달맞이 꽃 오일 10g, 유기농 해바라기씨 오일 5g, 천연 토코페롤 2g, 식물성 밀배아 오일 5g, 헤이즐넛 오일 72.4g

첨가물 에센셜 오일(라벤더 오일 11방울, 캐모마일 오일 5방울, 버가못 오일 4방울) 0.6g

난이도 : ★ | 피부 타입 : 건성 피부, 민감성 피부 | 사용 기한 : 6개월 | 직사광선을 피하고 서늘한 실내 보관

헤이즐넛 오일은 피부의 표피층에 가볍고 빠르게 스며들며
오일 중에서 유일하게 수렴 작용을 하는 오일이다.
헤이즐넛 오일은 피부에 탄력을 주고 필수지방산을 포함하고 있어
피부 보습 효과가 뛰어나 모든 피부 타입에 효과적이다.

이렇게 만들자!

① 유리 비커나 적당한 용기에 오일 재료를 계량해 넣는다.

② 다른 용기에는 첨가물을 계량해 넣고 골고루 젓는다.

③ 재료들이 잘 섞이도록 저은 후 300mesh 여과 망에 여과하여 소독한 공병에 붓는다.

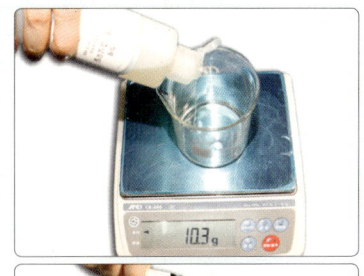

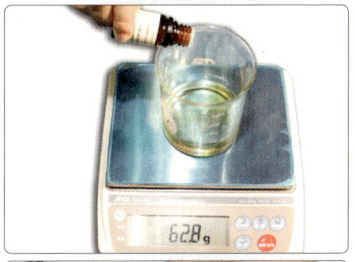

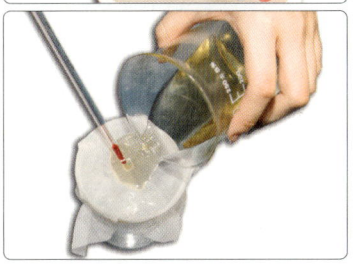

- 천연 토코페롤은 산화를 방지하는 천연 항산화제로 노화 방지에 효과적이다.

{ 재료 준비(100ml) }

오일 재료 유기농 아몬드 오일 50g, 유기농 호호바 오일 5g, 헤이즐넛 오일 30g, 천연 토코페롤 1g, 식물성 밀배아 오일 13.5g
첨가물 에센셜 오일(유칼립투스 오일 6방울, 페퍼민트 4방울, 라벤더 오일 4방울) 0.5g

난이도 : ★ | 피부 타입 : 모든 피부 | 사용 기한 : 6개월 | 직사광선을 피하고 서늘한 실내 보관

아몬드 마사지 오일
보드라운 아기 피부로

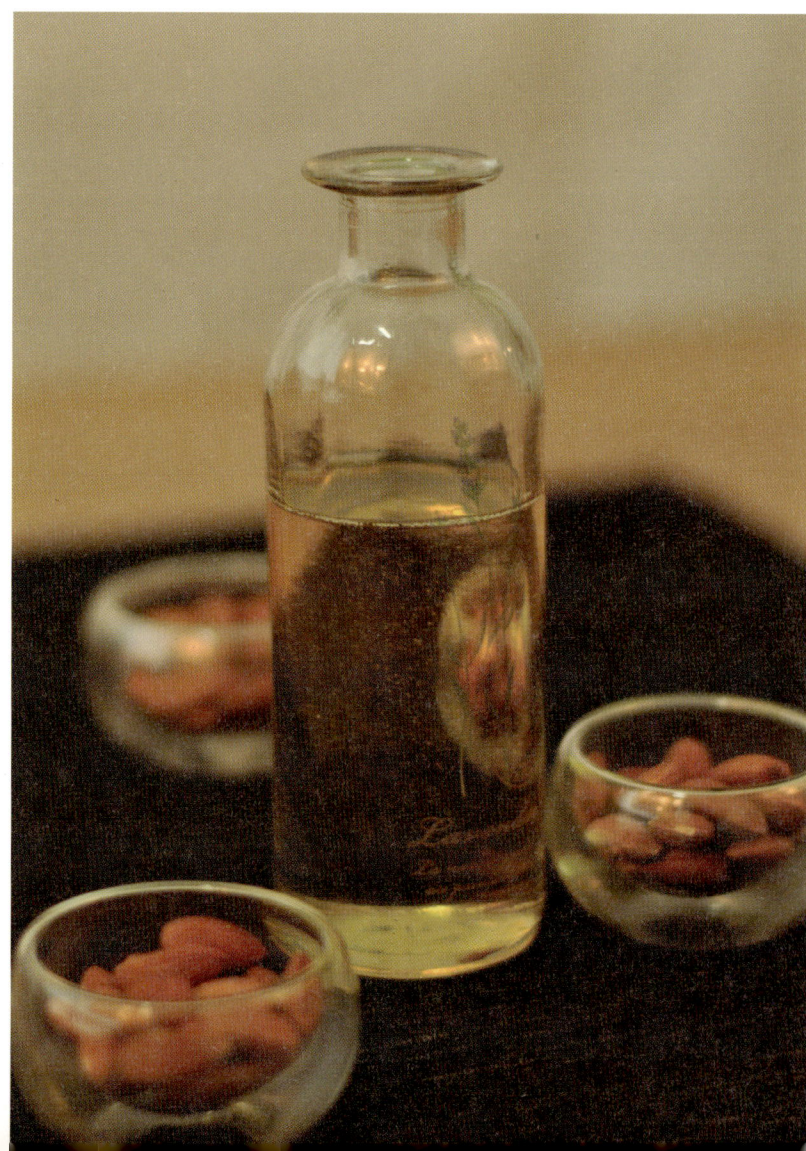

아몬드 오일은 비타민A, B_1, B_2, B_6, E와 단백질과 무기질을 함유하고 있으며, 불포화지방산이 풍부하여 피부를 부드럽게 하는 효과가 있어 유연제로 많이 사용된다. 에센셜 오일의 침투력을 높여주기 때문에 캐리어 오일로 주로 사용된다.

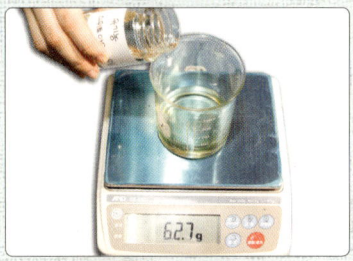

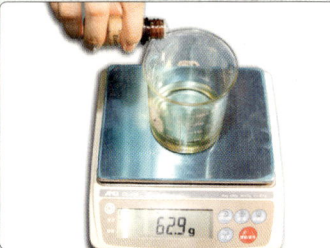

이렇게 만들자!

① 유리 비커나 적당한 용기에 오일 재료를 계량해 넣는다.
② 오일 재료를 계량한 용기에 첨가물을 계량해서 넣고 골고루 젓는다.
③ 재료들이 잘 섞이도록 저은 후 300mesh 여과 망에 여과하여 소독한 공병에 붓는다.

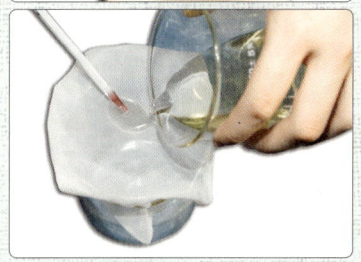

tip
· 천연토코페롤은 천연 항산화제로, 활성산소를 무력화하여 세포 손상을 막고 노화의 진행을 지연하는 효과가 있다.

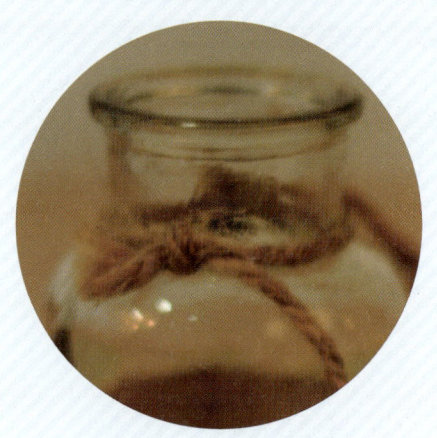
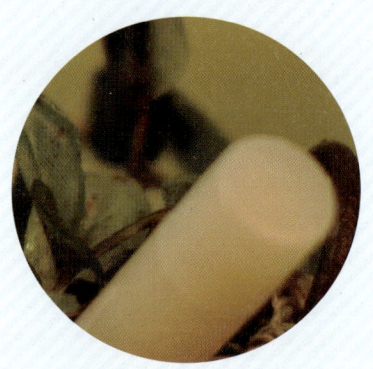
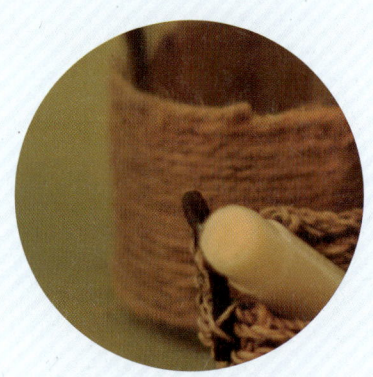

PART7

피부 건강 UP
유기농 립밤 DIY

밤 타입의 제형은 왁스와 오일이 주성분으로, 트거나 거칠어진 피부에 영양을 공급하여 부드럽게 만들어준다.
또한, 피부에 오일 방어막을 만들어 외부로부터 보호해준다.

모로코 베르민족의 치료제
아르간 립밤 (립스틱형)

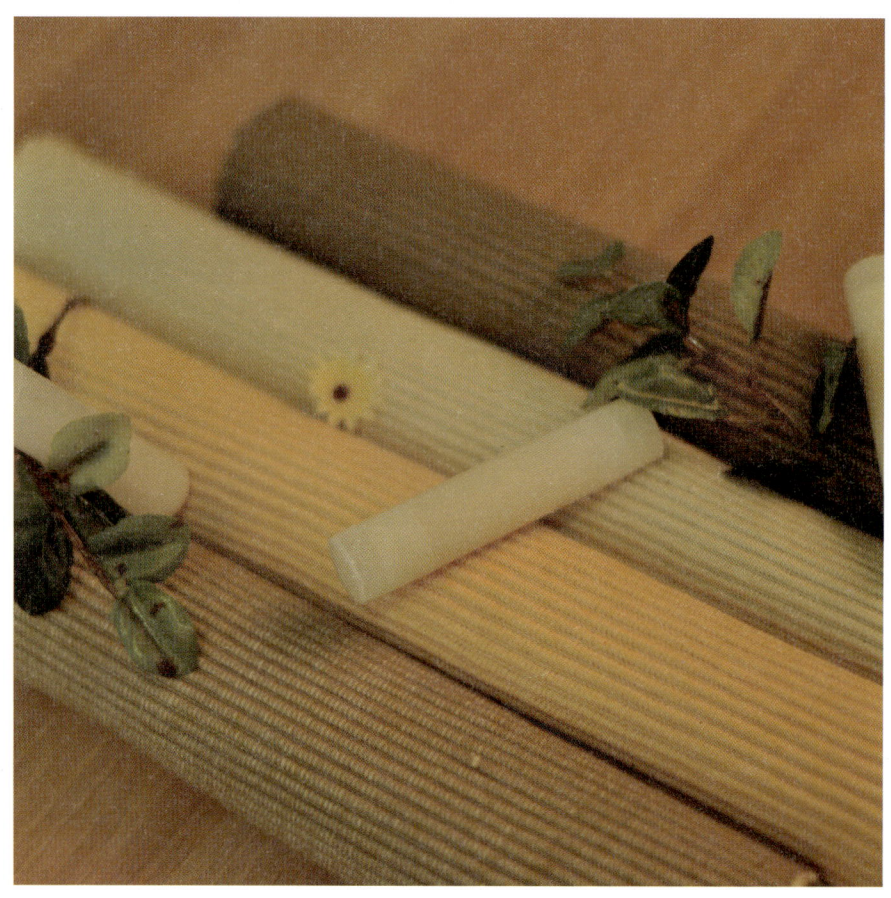

{ 재료 준비 (1 0 0 m l) }

오일 재료 유기농 아르간 오일 30g, 유기농 호호바 오일 10g, 로즈힙 오일 9g, 천연 토코페롤 1g, 유기농 시어버터 31g, 비즈 왁스 8g, 칸데릴라 왁스 10g
첨가물 에센셜 오일(오렌지 오일 11방울, 만다린 오일 16방울, 라임 오일 6방울) 1g

난이도 : ★ | 피부 타입 : 모든 피부(입술) | 사용 기한 : 3개월 | 직사광선을 피하고 서늘한 실내 보관

모로코의 베르민족은 피부 질환을 다스리는 천연 치료제로 아르간 오일을 이용했다고 한다.
아르간 오일은 오메가6, 불포화지방산, 토코페롤 성분을 함유하고 있어
입술의 산화 방지 작용을 해서 매끄럽고 생기 있는 입술로 만들어준다.

이렇게 만들자!

① 유리 비커나 적당한 용기에 오일 재료를 계량해 넣는다.

② 핫플레이트에 올려 70~75℃까지 가열시켜 재료들을 녹인다.

③ 다른 용기에는 첨가물을 계량하여 50℃ 이하에서 첨가한다. 재료들이 잘 섞이도록 저어 소독한 공병에 붓는다.

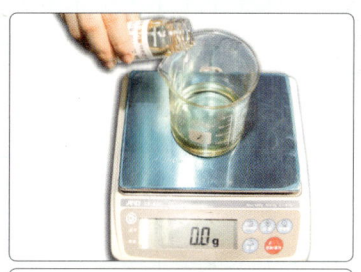
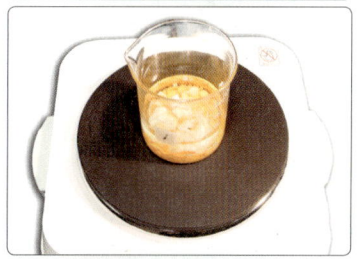
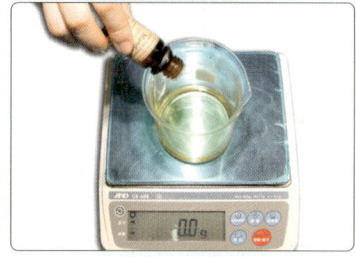

1
2
3

tip

• 오일의 유효 성분들은 높은 온도에 장시간 노출되면 성분이 파괴되므로 칸델릴라 왁스를 먼저 녹인 후 오일을 넣어야 한다.

• 용기는 10g 내외의 용기에 맞춰 비율을 수정하여 만드는 것이 좋다.

• 밤은 온도가 내려가면 쉽게 굳기 때문에 굳기 전에 병에 부어야 한다.

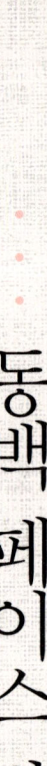

동백 페이스 밤 (스틱형)

지친 피부를 진정시키는

(재료 준비(100ml))

오일 재료 유기농 동백 오일 20g, 라벤더 버터 29.5g, 시어버터 30g, 천연 토코페롤 2g, 비즈 왁스 18g
첨가물   에센셜 오일(캐모마일 로먼 오일 7방울, 티트리 오일 7방울) 0.5g

난이도 : ★ | 피부 타입 : 모든 피부(페이스용) | 사용 기한 : 3개월 | 직사광선을 피하고 서늘한 실내 보관

동백 오일은 올레인산을 많이 함유하고 있어 피부 진정에 효과가 있다. 또한, 동백 오일에 들어있는 γ-리놀레인산은 피부 건조를 방지하고 가려움증을 완화하는 데 도움을 준다. 동백 오일은 피부 친화력이 뛰어나 빠르게 흡수되며 외부의 자극으로부터 피부를 보호하고 수분의 증발을 막아주는 보습 효과가 뛰어나다.

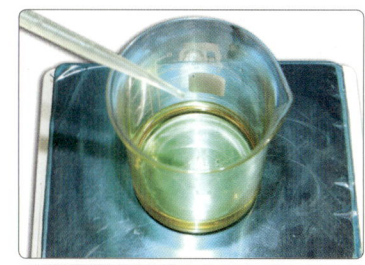

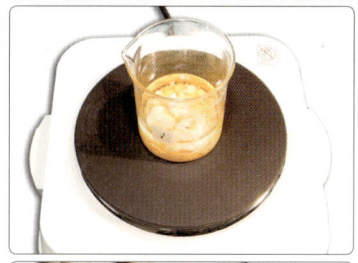

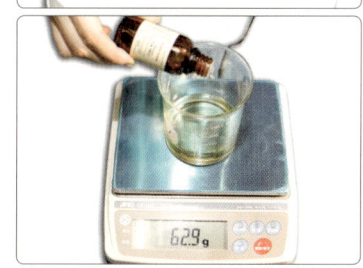

이렇게 만들자!

① 유리 비커나 적당한 용기에 오일 재료를 계량해 넣는다.

② 핫플레이트에 올려 65~70℃까지 가온시켜 재료들을 녹인다.

③ 다른 용기에는 첨가물을 계량하여 50℃ 이하에서 첨가한다. 재료들이 잘 섞이도록 저어 소독한 공병에 붓는다.

1
2
3

tip

• 동백 페이스 밤은 고보습으로 건조한 피부를 진정시키고 살이 트고 갈라진 부위나 건조하고 보호가 필요한 부위에 수시로 바르면 효과적이다.

• 극소 부위가 지나치게 건조한 경우에는 미스트보다 밤 타입의 제품이 효과적이다.

{ 재료 준비(100ml) }

오일 재료 유기농 호호바 오일 1g, 천연 토코페롤 3g, 시어버터 85g, 유기농 비즈 왁스 10g
첨가물 에센셜 오일(오렌지 오일 11방울, 레몬 오일 11방울, 스피아민트 오일 3방울) 1g

난이도 : ★ | 피부 타입 : 모든 피부(전신) | 사용 기한 : 3개월 | 직사광선을 피하고 서늘한 실내 보관

거칠어진 피부를 촉촉하게 해주는

시어버터 멀티 밤

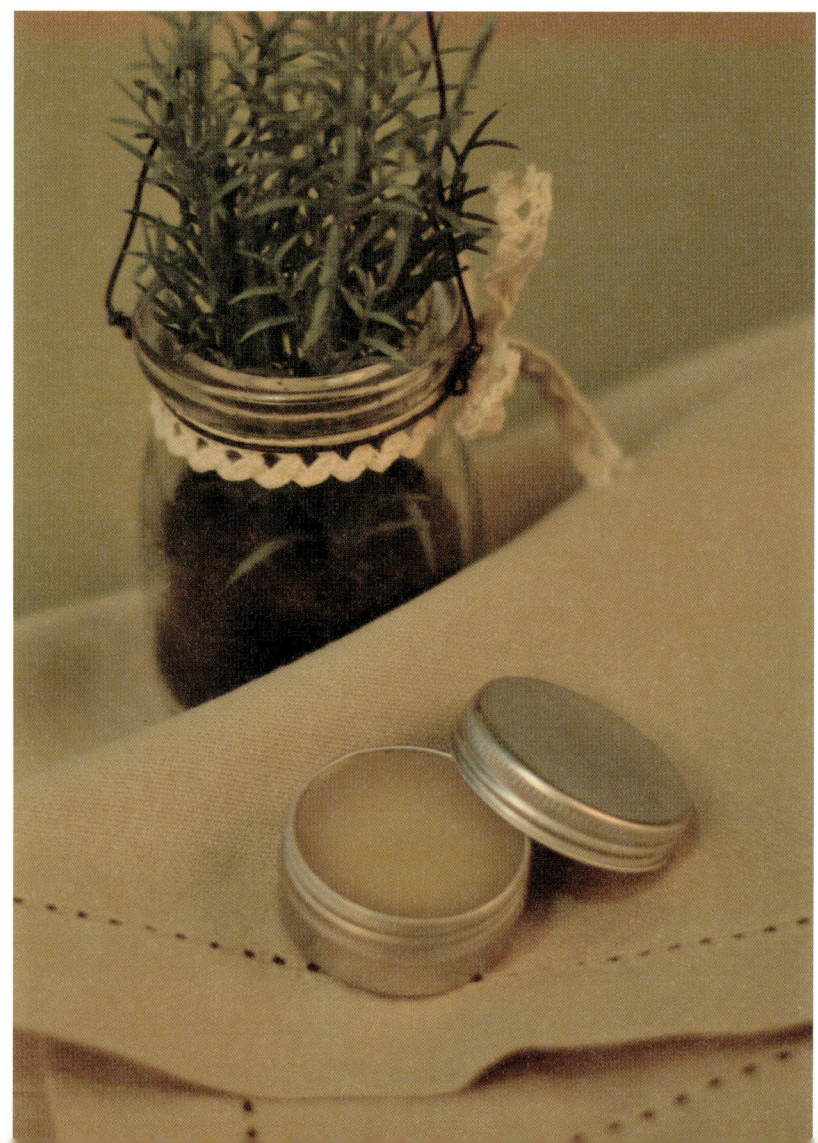

얼굴은 물론 전신에 두루 사용할 수 있는 멀티 밤이다.
시어버터는 천연 알라토인, 비타민E, 카로틴 등을 함유하여 피부를 유연하게 해주고 염증을 완화해준다.

이렇게 만들자!

① 유리 비커나 적당한 용기에 오일 재료를 계량해 넣는다.

② 핫플레이트에 올려 65~70℃까지 가열시켜 재료들을 녹인다.

③ 다른 용기에는 첨가물을 계량하여 50℃ 이하에서 첨가한다. 재료들이 잘 섞이도록 저어 소독한 공병에 붓는다.

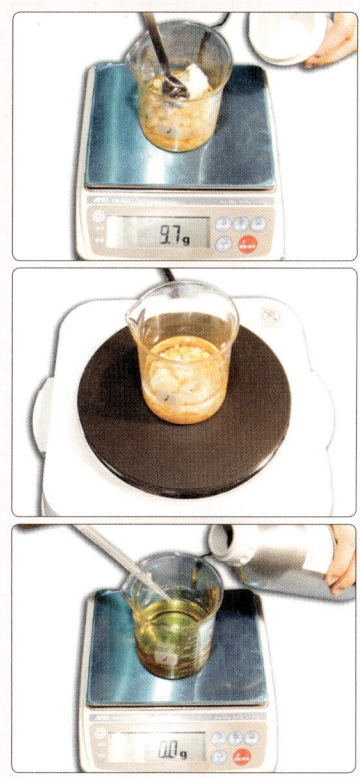

1
2
3

 tip

• 시어버터는 카리테 나무에서 추출하는 천연 식물성 버터이다.

• 얼굴 및 전신에 사용하며 건조하기 쉬운 가을이나 겨울철에 사용하면 좋다.

마유 힐 밤

피로한 발에 상쾌한 쿨링 효과

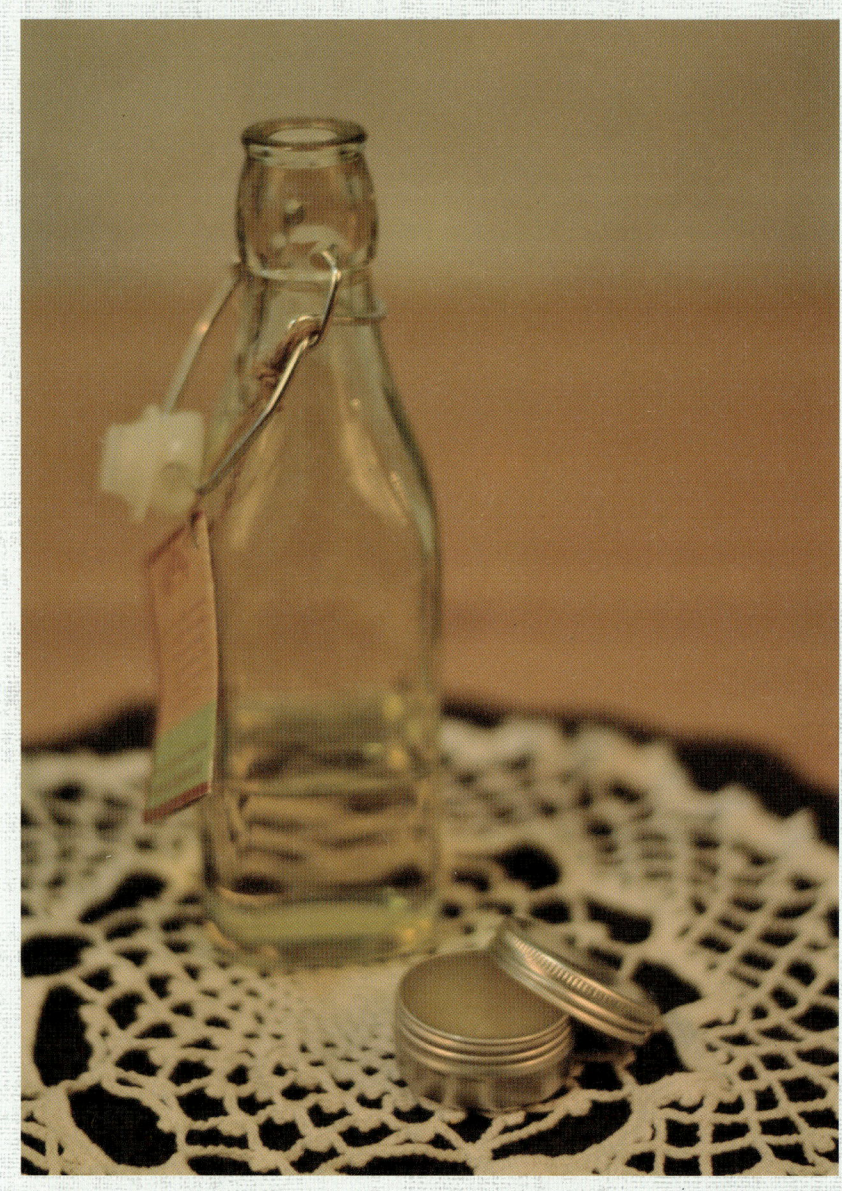

{ 재료 준비(100ml) }

오일 재료 발효 마유 50g, 호호바 오일 16g, 천연 토코페롤 2g, 시어버터 14g, 비즈 왁스 17g
첨가물 에센셜 오일(페퍼민트 오일 20방울, 라벤더 오일 10방울, 일랑일랑 꽃 오일 5방울) 1g

난이도 : ★ | 피부 타입 : 모든 피부 | 사용 기한 : 3개월 | 직사광선을 피하고 서늘한 실내 보관

온몸을 떠받치는 발은 유독 피로해지기가 쉽다.
마유와 페퍼민트는 피로한 발을 시원하게 풀어주고 특히 부은 발에 사용하면 쿨링 효과와 함께
부종을 완화해주는 효과가 있다.
갈라지고 거칠어진 발뒤꿈치나 팔꿈치, 류머티즘이나 관절염 등에 다양하게 사용할 수 있다.

이렇게 만들자!

① 유리 비커나 적당한 용기에 오일 재료를 계량해 넣는다.

② 핫플레이트에 올려 65~70℃까지 가열시켜 재료들을 녹인다.

③ 다른 용기에는 첨가물을 계량하여 50℃ 이하에서 첨가한다. 재료들이 잘 섞이도록 저어 소독한 공병에 붓는다.

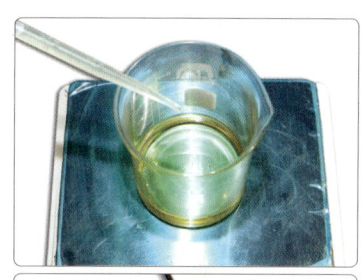

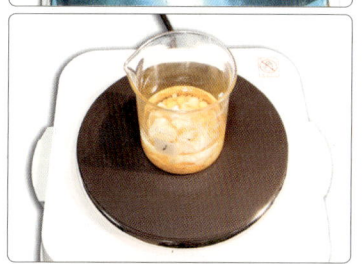

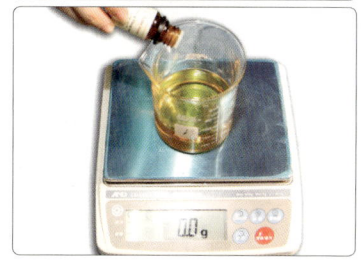

- 건조한 가을이나 추운 겨울철 갈라지고 거칠어진 팔꿈치, 발꿈치, 무릎 등에 사용하면 좋다.

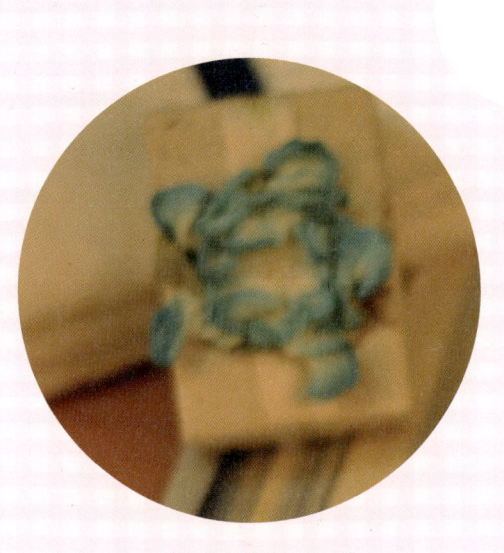
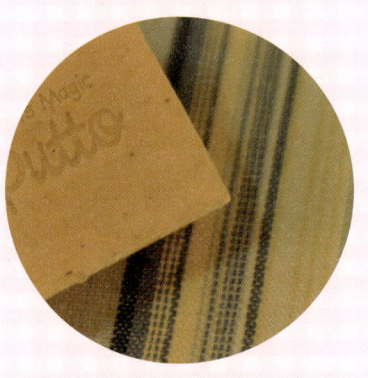

피부 건강 up
유기농 욕실 용품
(비누, 클렌저, 샴푸)

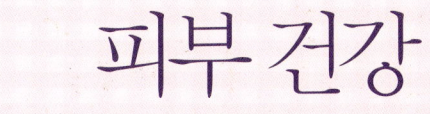

PART 8

비누와 클렌저는 피부에 묻은 이물질, 메이크업 잔여물, 묵은 각질 세포, 먼지, 땀 등을 제거해주며 더욱 부드럽고 매끄러운 피부로 만들어준다. 비누와 클렌저는 가급적 피부에 자극을 주지 않는 것이 좋다. 비누는 유상 재료와 알칼리인 가성소다(NaOH)를 반응시켜 고체로 만든 것이고 클렌저는 유상 재료와 알칼리를 가성가리(KOH)로 바꾸어 주면 고체가 아닌 액상 비누가 되는데 여기에 수분 성분, 유연제, 보습제, 안전한 거품 증폭제 등을 첨가하면 바디 클렌저가 된다. 샴푸는 두피에 존재하는 피지, 땀, 비듬, 각질, 먼지 등을 제거해 청결하게 유지시켜 준다. 모발의 때를 씻음과 동시에 두피에 적당한 자극을 주어 모발의 육성을 촉진시킨다.

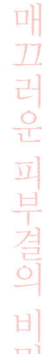

매끄러운 피부결의 비밀

천연 호호바 비누

{ 재료 준비(100ml) }

원재료   비누 베이스 96.2g
베이스오일   유기농 호호바 오일 1g, 천연 토코페롤 1g
첨가물   유기농 글리세린 1g, 에센셜 오일(레몬 오일 6방울, 그레이프 프루트 12방울, 라벤더 오일 9방울) 0.8g

난이도 : ★★ | 피부 타입 : 모든 피부 | 사용 기한 : 6개월 | 직사광선을 피하고 서늘한 실내 보관

피부에 묵은 각질이 생기면 아무리 좋은 화장품을 발라도 겉돌기만 한다.
건강한 피부를 위한 기초는 세안과 각질 관리로, 특히 피지나 땀 등의
노폐물, 메이크업 잔여물, 먼지, 묵은 각질을 제거해야 부드럽고
매끄러운 피부를 유지할 수 있다.

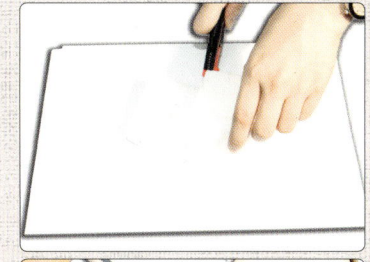

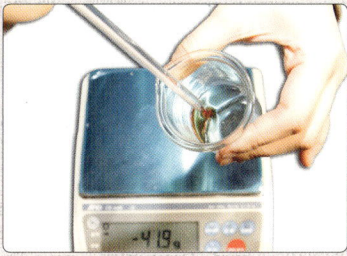

이렇게 만들자!

① 유리 비커나 적당한 용기에 비누 베이스를 너무 두껍지 않게 깍둑썰기하여 계량해 넣고 70℃까지 온도를 올려 녹인다.

② 다른 용기에는 첨가물과 베이스 오일을 계량하여 골고루 섞는다.

③ 비누 베이스가 녹으면 첨가물과 베이스 오일을 천천히 부어 섞는다.

④ 에센셜 오일을 계량해 넣은 후 섞어주고 비누 틀에 붓는다. (에센셜 오일은 비누의 온도가 높지 않을 때 넣어야 향이 잘 보존된다.)

⑤ 비누 위에 기포가 생기면 알코올 스프레이를 가볍게 뿌려 비누 거품을 제거하고 완벽히 굳으면 틀에서 꺼내 사용한다.

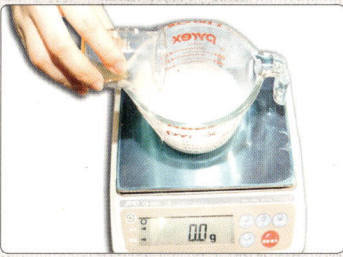

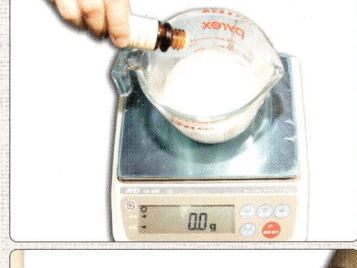

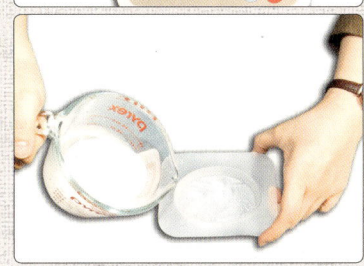

tip
- 지성 피부일 경우에는 글리세린을 소량만 첨가하고, 건성 피부일 경우에는 쿠쿠세라, 호호바 오일을 조금 더 넣어서 사용하면 좋다.
- 어린 아이용 비누는 에센셜 오일양을 절반으로 줄여서 사용한다.

{ 재료 준비(100ml) }

원재료   비누 베이스 96.5g
보습재료 유기농 천연 토코페롤 1g, 유기농 글리세린 1g
첨가물   모링가 파우더 1g, 에센셜 오일(만다린 오일 7방울, 그레이프 프루트 7방울) 0.5g

난이도 : ★★ | 피부 타입 : 모든 피부 | 사용 기한 : 6개월 | 직사광선을 피하고 서늘한 실내 보관

깨끗하고 부드러운 피부로

천연 모링가 비누

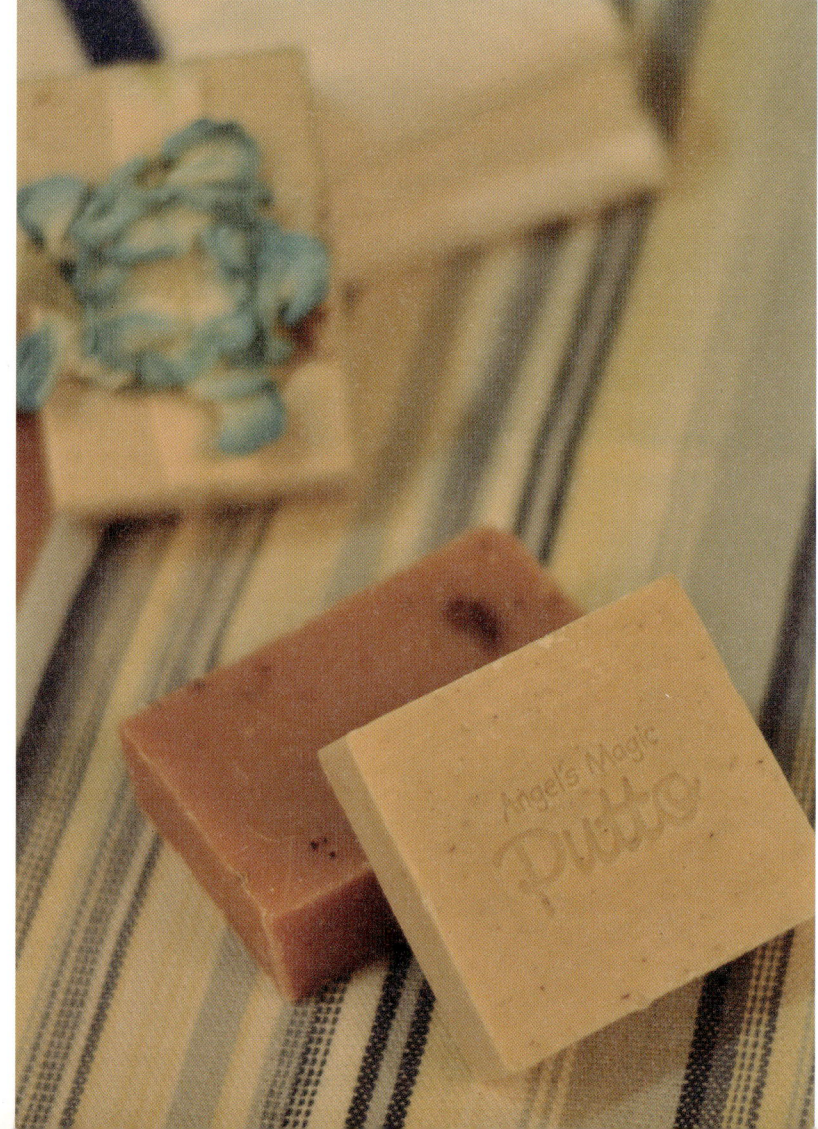

세안과 각질 관리에 사용한다. 특히 피지나 땀 등의 노폐물, 메이크업 잔여물, 먼지, 묵은 각질을 제거하는 데 효과가 크다. 모링가 파우더는 피부에 탄력과 영양을 공급해 부드럽고 매끄러운 피부를 만들어준다.

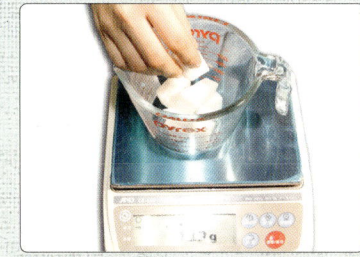

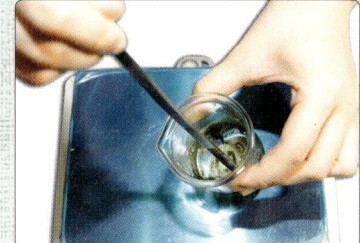

이렇게 만들자!

① 유리 비커나 적당한 용기에 비누 베이스를 너무 두껍지 않게 깍둑썰기를 해서 계량해 넣고 70℃까지 온도를 올려 녹인다.

② 다른 용기에는 보습 재료를 계량하여 골고루 섞는다.

③ 비누 베이스가 녹으면 첨가물과 보습 재료를 천천히 부어 핸드블렌더로 섞는다.

④ 에센셜 오일을 계량해 넣어 섞고 비누 틀에 붓는다. (에센셜 오일은 비누의 온도가 높지 않을 때 넣어야 향이 잘 보존된다.) 비누 위에 기포가 생기면 알코올 스프레이를 가볍게 뿌려 비누 거품을 제거하고 완벽히 굳으면 틀에서 꺼내 사용한다.

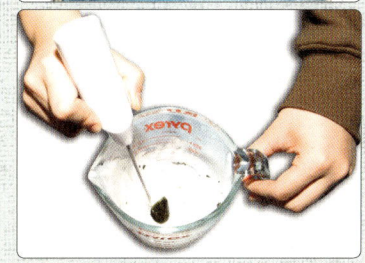

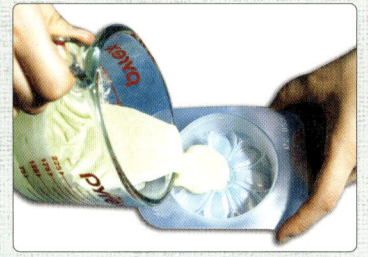

tip
* 비누가 덜 견조되거나 물러진 상태에서는 잘 빠지지 않으니 주의해야 한다.
* 첨가물이 너무 많으면 비누가 물러질 수 있으므로 유의해야 한다.

피부 트러블이 걱정되면

올리브 클렌징 오일

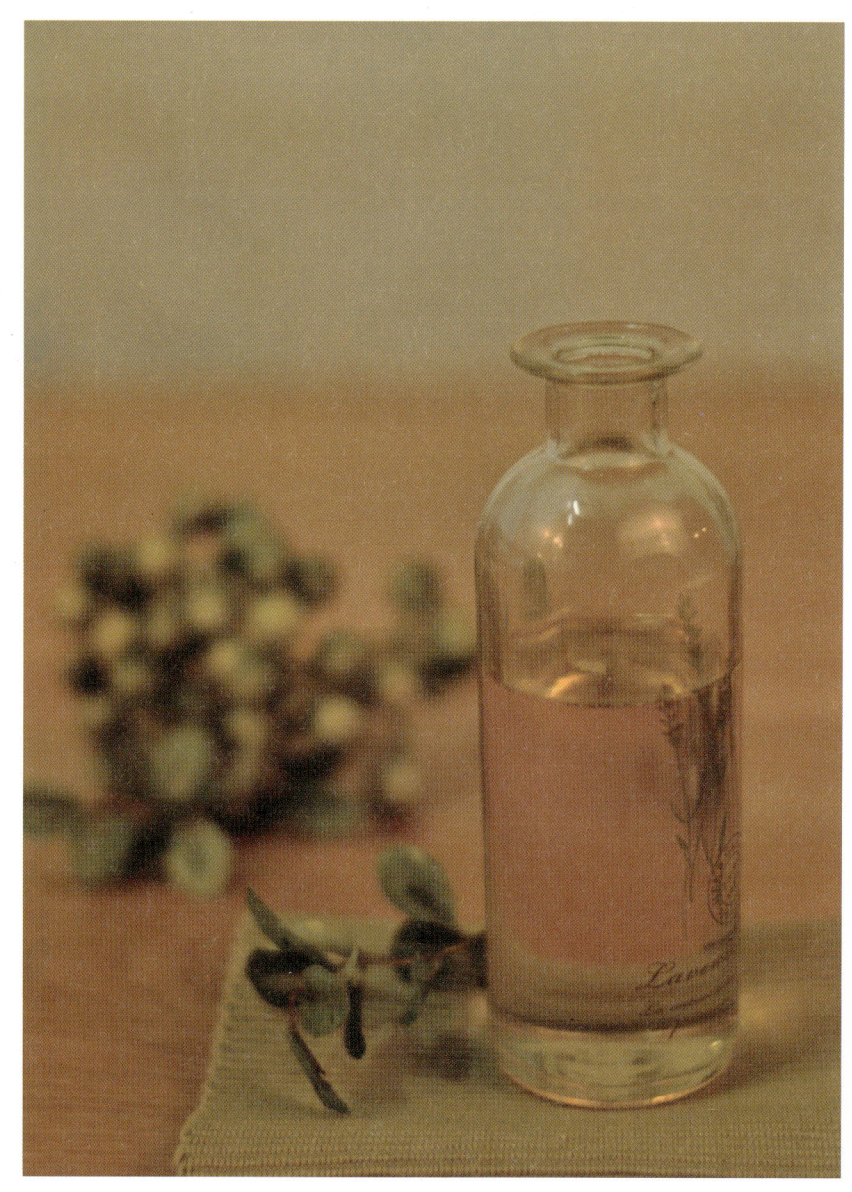

{ 재료 준비(100ml) }

오일 재료　유기농 올리브 오일 50g, 유기농 호호바 오일 5g, 유기농 해바라기씨 오일 30g 천연 토코페롤 1g, 식물성 스쿠알란 13.6g
첨가물　에센셜 오일(티트리 오일 8방울, 페퍼민트 4방울) 0.4g

난이도 : ★ | 피부 타입 : 모든 피부 | 사용 기한 : 6개월 | 직사광선을 피하고 서늘한 실내 보관

올리브 오일은 피부 속 노폐물이나 독소를 제거해 피부를 깨끗하고 생기 있는 피부로 만들어준다.
또한, 올리브 오일은 자체 살균과 정화 능력이 있어 피부 트러블 없이 클렌징을 할 수 있다.

이렇게 만들자!

① 유리 비커나 파이렉스 용기에 오일 재료를 계량해 넣는다.

② 오일 재료를 계량한 용기에 첨가물을 계량하여 넣고 섞어준다.

③ 재료들이 잘 섞이도록 저어준 뒤 300mesh 여과 망에 여과하여 소독한 공병에 붓는다.

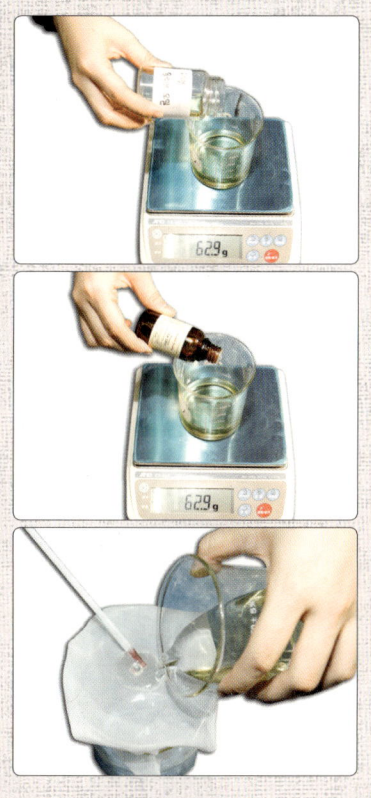

tip

• 해바라기씨 오일은 미네랄, 필수지방산, 비타민A, B, D, E등의 영양소를 풍부하게 함유한 오일이다.

• 클렌징 오일 사용 방법

1. 세안 전 메이크업을 오일로 마사지하듯 문지른 후 물로 씻어낸다.
2. 클렌징은 빠른 시간에 끝내야 피부에 자극이 적어 좋다.
3. 클렌징 시에는 손과 얼굴의 물기를 제거한 후 사용한다.

티트리 클렌징 워터

탁월한 세정력 · 스킨 케어 효과

{ 재료 준비(100ml) }

수상 재료 정제수 50g, 유기농 티트리 잎 수 12.6g, 유기농 레몬 잎 수 10g, 유기농 쌀겨 추출물 10g, 유기농 마치현 추출물 3g, 내추럴베타인 1g, 프로판디올 5g
첨가물 NS-2000 0.3g, 유기농 에탄올 2g, 데실글루코사이드 4g, 에센셜오일(티트리오일 2~3방울) 0.1g
천연 방부제 NP-3 2g

난이도 : ★★★ | 타입 : 모든 피부 | 사용 기한 : 3개월 | 직사광선을 피하고 서늘한 실내 보관

탁월한 세정력에 스킨케어 효과를 접목한 유기농 프리미엄 클렌징 워터 타입 제형은 클렌징 하는 동안 피부 노폐물을 부드럽게 닦아준다. 유기농 티트리와 천연 유래 계면활성제를 사용하여 상쾌한 세안과 동시에 보습 효과가 극대화되어 민감한 피부도 안심하고 사용할 수 있는 저자극 클렌징 워터이다.

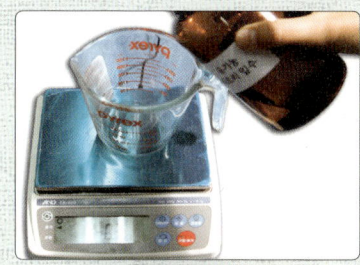

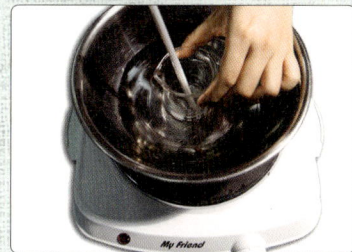

이렇게 만들자!

① 유리 비커나 적당한 용기에 수상 재료를 계량해 넣는다.

② 다른 용기에는 첨가물을 계량해 넣고 골고루 섞는다. (중탕으로 35~40℃로 가열한다.)

③ 수상 재료에 스틱을 이용하여 돌리면서 첨가물을 천천히 부어 가용화가 잘되도록 충분히 젓는다.

④ 천연 방부제를 계량하여 넣는다.

⑤ 재료들이 잘 섞이도록 저은 후 300mesh 여과 망에 여과하여 소독한 공병에 붓는다.

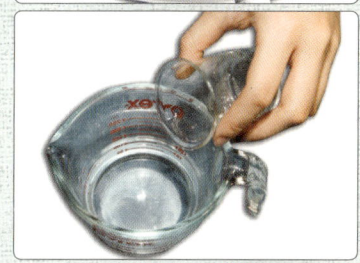

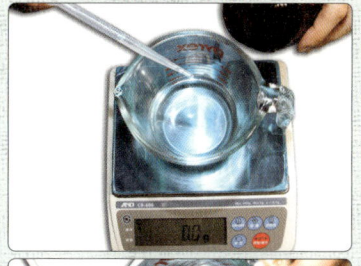

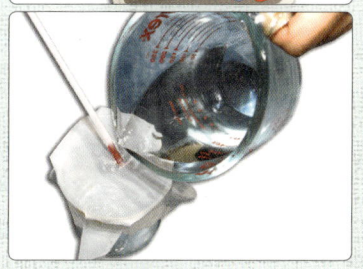

tip

• 유기농 함량이 너무 많다고 생각되면 각 정부에 사용량만큼 정제수로 대체하면 된다.
• 건성 피부는 글리세린과 프로판디올 함량을 좀 더 올리면 된다.

민감성 두피, 탈모에 좋은

··· 어성초 천연 샴푸 ···

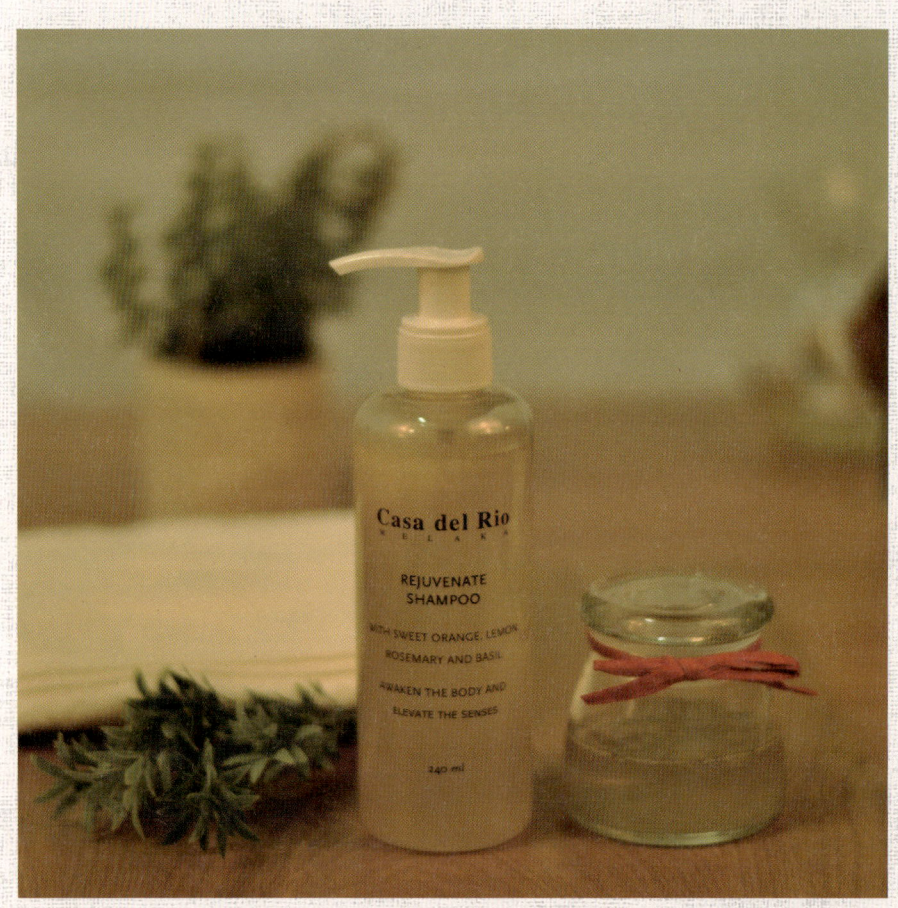

〔 재료 준비(100ml) 〕

수상 재료 유기농 라임 수 13g, 유기농 어성초 추출물 3g, 유기농 글리세린 5.0g, 내츄럴 베타인 0.5g, 판테놀 0.3g, 샴푸 수상 베이스 27.7g
천연 계면활성제 LES 32g, 코코베타인 5g, 데실글루코사이드 8g
첨가물 구연산 0.1g, 유기농 마치현 추출물 2.5g, 에센셜 오일(라벤더 오일 9방울, 라임 오일 12방울, 스피아민트 오일 3방울, 그레이프 후르츠 오일 7방울) 0.9g
천연 방부제 NP-3 2g

난이도 : ★★★ | 피부 타입 : 모든 두피, 가는 모발, 탈모, 지루성 두피, 민감성 두피 | 사용 기한 : 1개월 직사광선을 피하고 서늘한 실내 보관

어성초는 모발에 힘이 없고 화학 성분에 민감하며, 트러블이 있는 두피에 효과적이다. 두피 질환, 탈모 효소를 억제하여 발모를 촉진해준다.

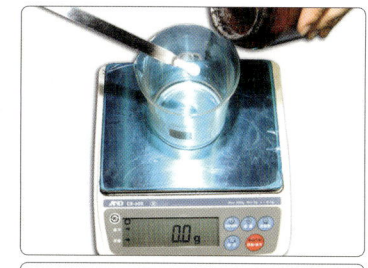

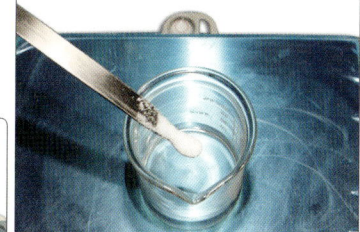

이렇게 만들자!

① 유리 비커나 적당한 용기에 수상 재료를 계량해 넣는다.

② 다른 용기에는 첨가물을 계량한 후 골고루 섞는다.(마치현 추출물에 구연산을 잘 녹인다.)

③ 수상 재료에 샴푸 베이스를 넣고 잘 섞은 후 핫플레이트 위에서 70~75℃까지 가열한다.

④ 수상 재료에 천연 계면 활성제를 계량하고 핸드블렌더로 돌리면서 저어 균일하게 만든다.

⑤ 천연 방부제와 에센셜 오일을 계량해 넣고 핸드블렌더로 섞은 후 소독한 공병에 붓는다.

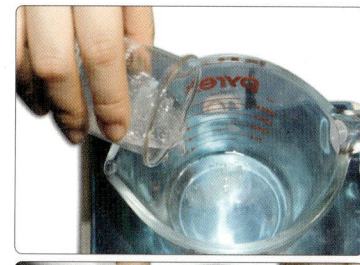

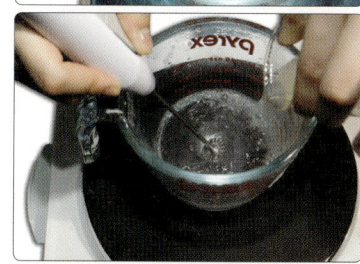

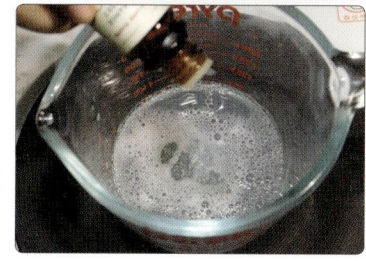

- 추출물은 고온에서 가열하면 재료의 영양소가 파괴될 수 있고 천연 방부제는 방부 기능이 저하될 수 있으므로 에센셜 오일 같은 경우는 휘발성이 강하므로 45℃ 이하에서 넣어준다.
- 0.1g 단위로 계량이 어려울 경우 스틱의 작은 부분을 이용해 1회만 계량하면 된다.

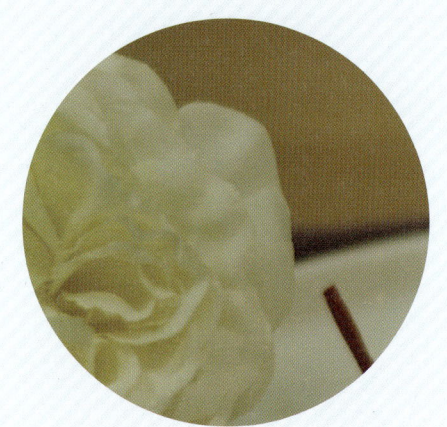
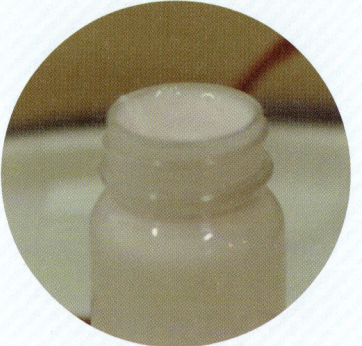
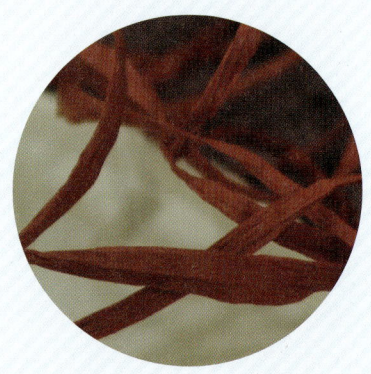

PART 9

피부 건강 UP
유기농 팩과 여성 청결제 DIY

팩은 피부에 영양을 공급해주고 노화 방지, 미백, 보습 효과, 모공 수축 등 탄력 있는 피부로 만들어준다. 청결제는 냄새를 유발하는 세균(박테리아)을 제거해주고 피부 가려움증의 원인인 곰팡이나 무좀균 등의 활동을 억제하는 기능을 한다. 또한, 유익한 균인 데들라인간균을 활성화시켜 약산성의 좋은 환경으로 만들어준다.

{ 재료 준비 (100ml) }

수상 재료 유기농 모링가 잎 파우더 10g, 유기농 캐모마일 꽃 수 19.9g
첨가물 에센셜 오일(쟈스민 2방울, 제라늄 오일 2방울) 0.1g

난이도 : ★ | 피부 타입 : 모든 피부 | 사용 기한 : 1일

피부에 활력을 주는

모링가 팩

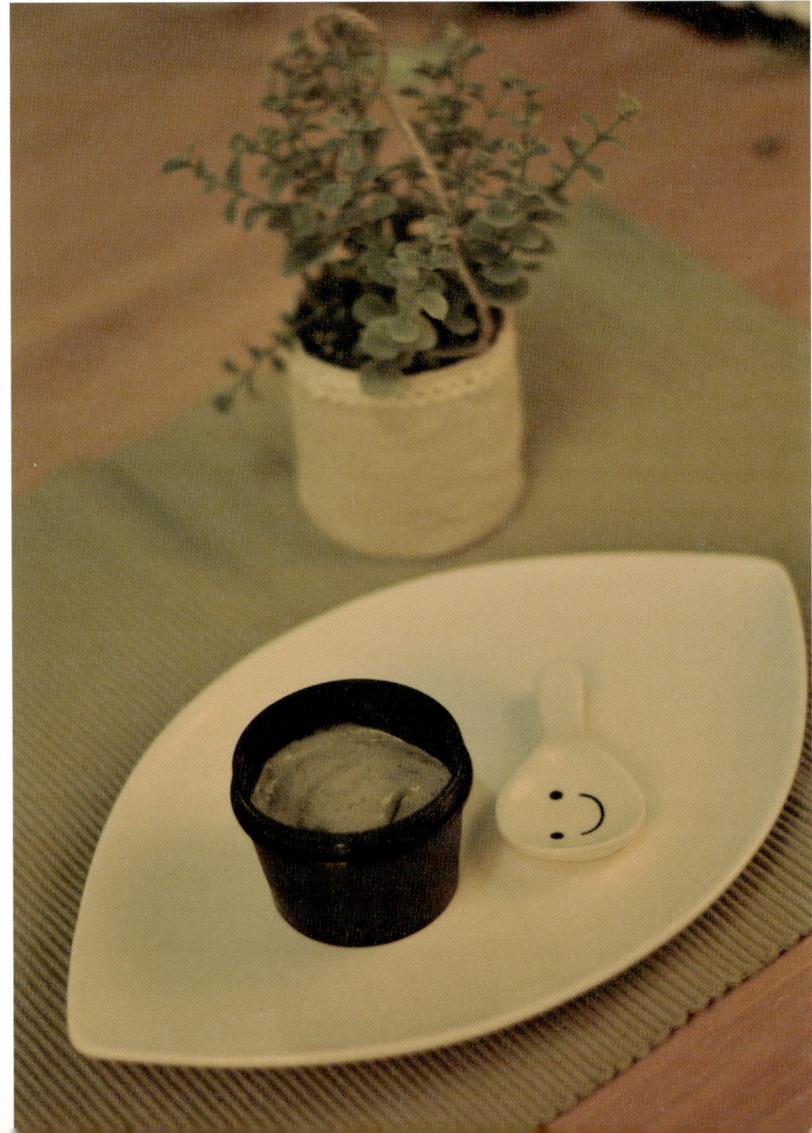

모링가 팩은 피부에 수분 증발을 억제하고 노화된 각질의 제거, 모공의 오염 물질을 제거하는 역할을 하여 피부에 활력을 주고 피부색을 맑게 만들며 동시에 피부에 탄력을 증진시킨다.

이렇게 만들자!

① 유리 비커나 적당한 용기에 수상 재료를 계량해 넣는다.
② 에센셜 오일을 1~2방울 정도 첨가하여 고루 섞는다.
③ 얼굴에 고루 펴 바른 다음 20~25분 정도 후 잘 씻어낸다.

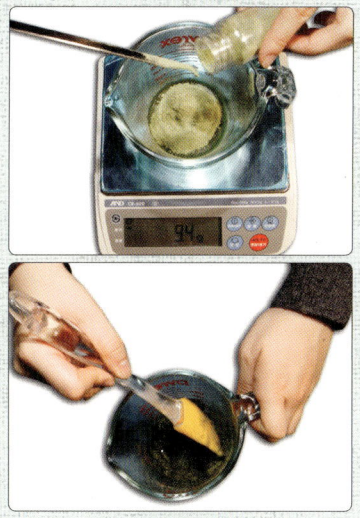

tip
* 에센셜 오일은 1~2방울만 넣어도 아로마 향을 느낄 수 있다.

피부 재생 효과가 뛰어난
라벤더 마스크 시트 팩

{ 재료 준비(100ml) }

수상재료 유기농 라벤더 추출물 70g , 유기농 사과 수 14.7g, 유기농 글리세린 5g, 프로판디올 5g, 유기농 마치현 추출물 3g, 잔탄검 0.3g
첨가물 NP-3 2g

난이도 : ★★ | 피부타입 : 모든 피부 | 사용 기한 : 15일 | 직사광선을 피하고 서늘한 실내 보관

라벤더는 우아하고 향긋한 향이 매력적이고 피부 트러블 방지, 항염증, 항박테리아,
천연 방부, 진정, 피부 재생 효과가 있어 모든 피부 타입에 적합하다.

이렇게 만들자!

① 유리 비커에 잔탄검과 글리세린, 프로판디올을 충분히 섞은 후 다른 수상 재료를 계
   량해 넣은 후 핸드블렌더로 교반시켜 푼다.
② 다른 용기에는 첨가물을 계량해 넣고 골고루 섞어준다.
③ 마스크 시트에 적셔 사용한다.

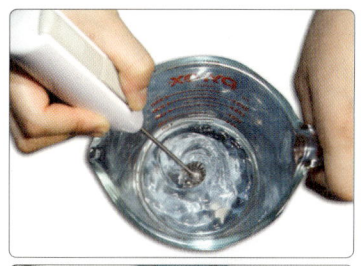
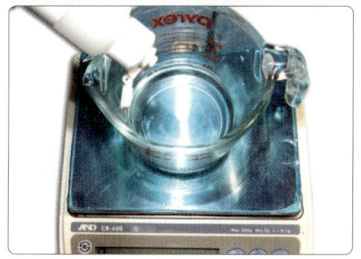

- 15~25분 피부에 충분히 흡수시켜 주고 마스크 시트를 얼굴 바깥쪽부터 떼어 내면 된다.
- 사용하고 남은 에센스는 밀봉하여 서늘한 실내에 보관한다.

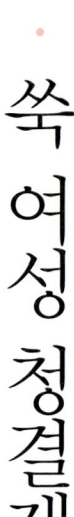

혈액 순환을 좋게 하는 쑥 여성 청결제

{ 재료 준비(100ml) }

수상 재료	유기농 쑥 잎 수 40g, 유기농 라벤더 추출물 34.6g, 구연산 0.2g, 유기농 마치현 추출물 3g
천연 계면활성제	애플 계면활성제 12g, 데실글루코사이드 8g
참가물	에센셜 오일(라벤더 오일 2방울, 티트리 오일 3방울, 캐모마일 로먼 오일 2방울) 0.2g
천연 방부제	NP-3 2g

난이도 : ★★ | 피부 타입 : 여성 외음부 | 사용 기한 : 3개월 | 직사광선을 피하고 서늘한 실내 보관

쑥은 따뜻한 성질을 지니고 있어 혈액 순환을 좋게 하고 여성의 시크릿 부위를 따뜻하게 해준다. 항균, 소염, 소독, 습진, 땀띠 등 진정 효과가 있어 민감한 부위에 좋다.

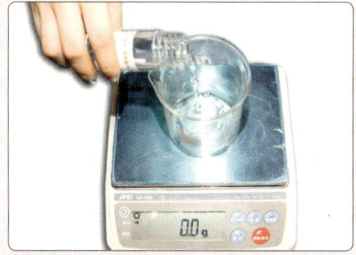

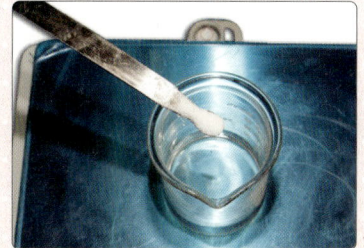

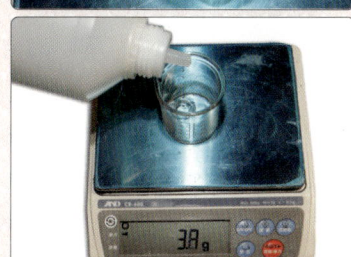

이렇게 만들자!

① 유리 비커나 파이렉스 용기에 수상 재료를 계량해 넣는다.

② 다른 용기에 첨가물을 계량하여 골고루 섞는다. (마치현 추출물에 구연산을 잘 녹인다.)

③ 수상 재료에 천연 계면활성제를 계량해 넣고 핸드블렌더로 저으면서 균일하게 만든다.

④ 천연 방부제와 에센셜 오일을 계량하여 넣고 핸드블렌더로 30초 정도 고루 섞는다. 미리 소독한 공병에 붓는다.

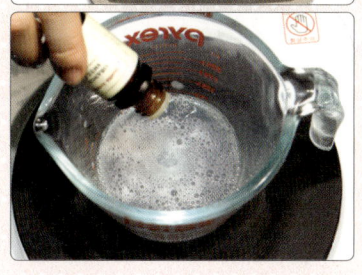

- 특히 여성의 민감하고 연약한 시크릿 존을 상쾌하고 건강하게 관리하기 위해 유기농 원료와 천연 유래 계면활성제를 사용한다.

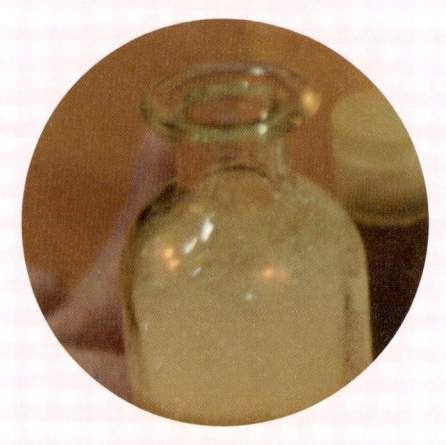
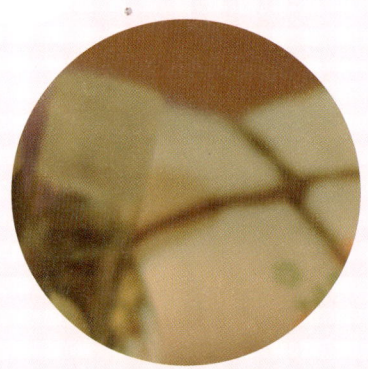
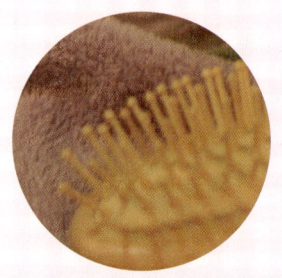

아이들은 피부 저항성과 면역력이 약하고 유해 물질에 대한 해독 능력도 미비하여 방부제, 화학 성분, 인공향 등에 자극이 될 수 있다. 또한, 환경 오염 및 화학 물질, 식품 등으로 인해 아토피, 천식, 비염 등 알레르기 질환이 증가하고 있어 자극이 적고 안전하게 사용할 수 있는 화장품 재료들을 꼼꼼히 살펴볼 필요가 있다.

아이들을 위한 베이비 유기농 화장품

PART 10

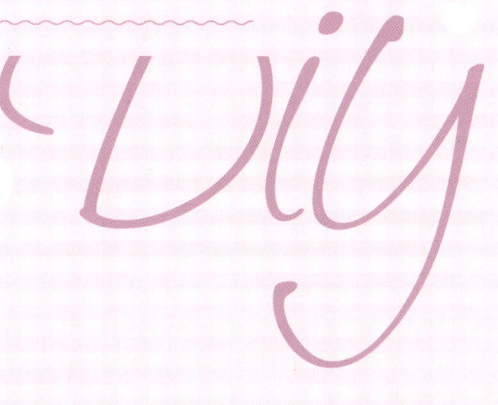

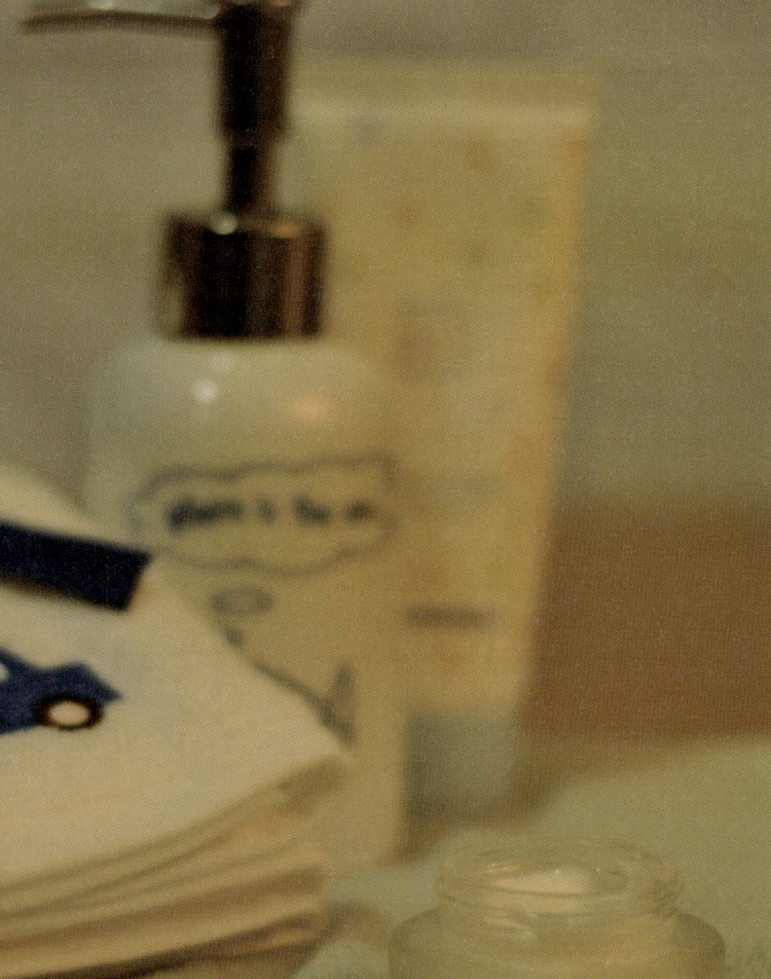

아토피, 건성 피부에 좋은 카렌듈라 베이비 로션

{ 재료 준비(100ml) }

수상 재료	유기농 알로에베라 잎 추출물 30g, 유기농 캐모마일 꽃 수 5g, 유기농 잔탄검 0.1g, 유기농 글리세린 4g, 정제수 37g
유화제	베이비로션 유상 베이스 4.1g
유상 재료	천연 토코페롤 0.2g, 식물성 스쿠알란 3g, 이소아밀라우레이트 4g, 유기농 해바라기씨 오일 3g, 유기농 올리브 오일 1g, 카렌듈라 오일 2g, 비즈 왁스 1g
첨가물	유기농 병풀 잎 수 1g, 히알루론산 1% 1g, 폴리글루타믹애씨드 1% 1g, 베이비 로션 에센셜 오일 블렌딩(라벤더 오일, 로즈우드 오일, 제라늄 오일, 캐모마일 꽃 오일) 0.6g
천연 방부제	NP-3 2g

난이도 : ★★★ | 피부 타입 : 모든 피부, 건성 피부, 민감성 피부, 유아용 | 사용 기한 : 3개월 | 직사광선을 피하고 서늘한 실내 보관

카렌듈라 오일은 식물성 오일로 손상된 피부를 빠르게 회복시키고 노화 방지에 효과가 있다. 항염증 성분이 있어 가려움, 피부염, 건성 피부에 사용되며 아토피 피부, 유아 피부에도 좋다.

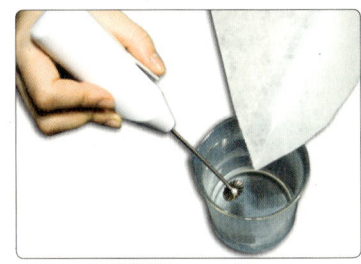

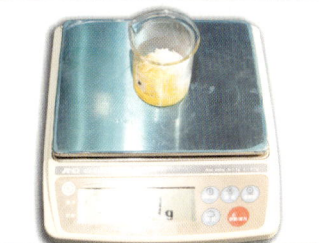

이렇게 만들자!

① 유리 비커나 적당한 용기에 수상 재료 중 잔탄검과 정제수를 계량해 넣고 핸드블렌더로 잔탄검이 풀어질 때까지 교반한다. (30~40℃에서 가열하면 쉽게 교반된다.)

② 유리 비커나 적당한 용기에 다른 수상 재료를 계량해 넣고 교반된 잔탄검을 같이 넣어 젓는다.

③ 다른 유리 비커에는 유상 재료와 유화제를 같이 계량해 넣는다.

④ 두 개의 비커를 모두 핫플레이트에 올려 70~75℃가 될 때까지 약한 불로 가열한다.

⑤ 온도가 맞춰지면 유상 재료 비커를 수상 재료 비커에 천천히 부어가면서 핸드블렌더로 유화를 진행한다.

⑥ 유화가 끝났으면 온도계, 알뜰 주걱을 이용하여 천천히 냉각시킨다.

⑦ 첨가물과 에센셜 오일, 천연 방부제를 계량해 넣고 재료들이 골고루 섞이도록 핸드블렌더로 30초 정도 교반한다. 알뜰 주걱으로 잘 저은 후 소독한 공병에 붓는다.

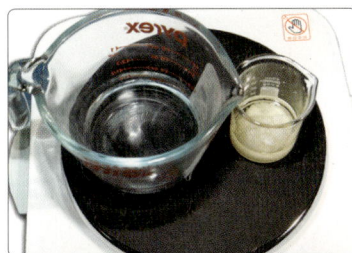
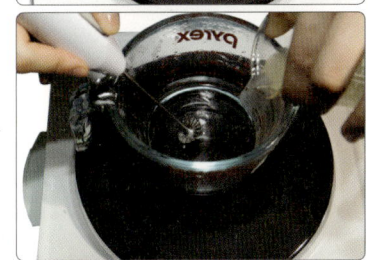
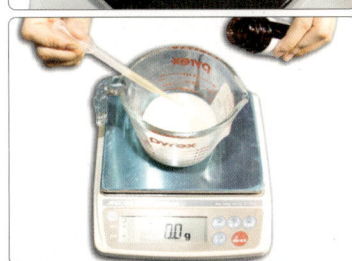

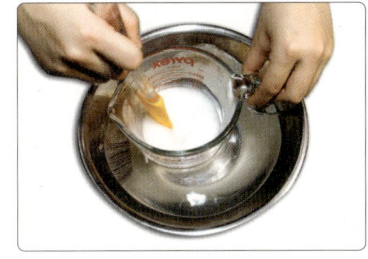

tip
- 유기농 원재료를 이용하여 피부 면역력과 연약한 아기 살결을 부드럽게 지킬 수 있다.
- 베이비로션 유상 베이스 – 올리브 유화 왁스, 글리세릴스테아레이트, 세테아릴 알코올, 하이드로제네이티드 레시틴, 슈크로오스 유화제

{ 재료 준비(100ml) }

수상 재료 왕벚나무 꽃 추출물 50g, 유기농 라벤더 추출물 20g, 유기농 로즈마리 잎 수 10g, 티트리 잎 수 8.5g, 내추럴 베타인 1g, 유기농 마치현 추출물 3g
첨가물 유기농 글리세린 5g, NS-2000 0.3g, 에션셜 오일(라벤더 오일 2방울, 티트리 오일 1방울, 로먼 캐모마일 오일 4방울) 0.2g
천연 방부제 NP-3 2g

난이도 : ★ | 피부 타입 : 민감성 피부, 기저귀 발진 피부, 유아용 | 사용 기한 : 3개월 | 직사광선을 피하고 서늘한 실내 보관

항염 · 진정 효과가 뛰어난

벚꽃 베이비 미스트

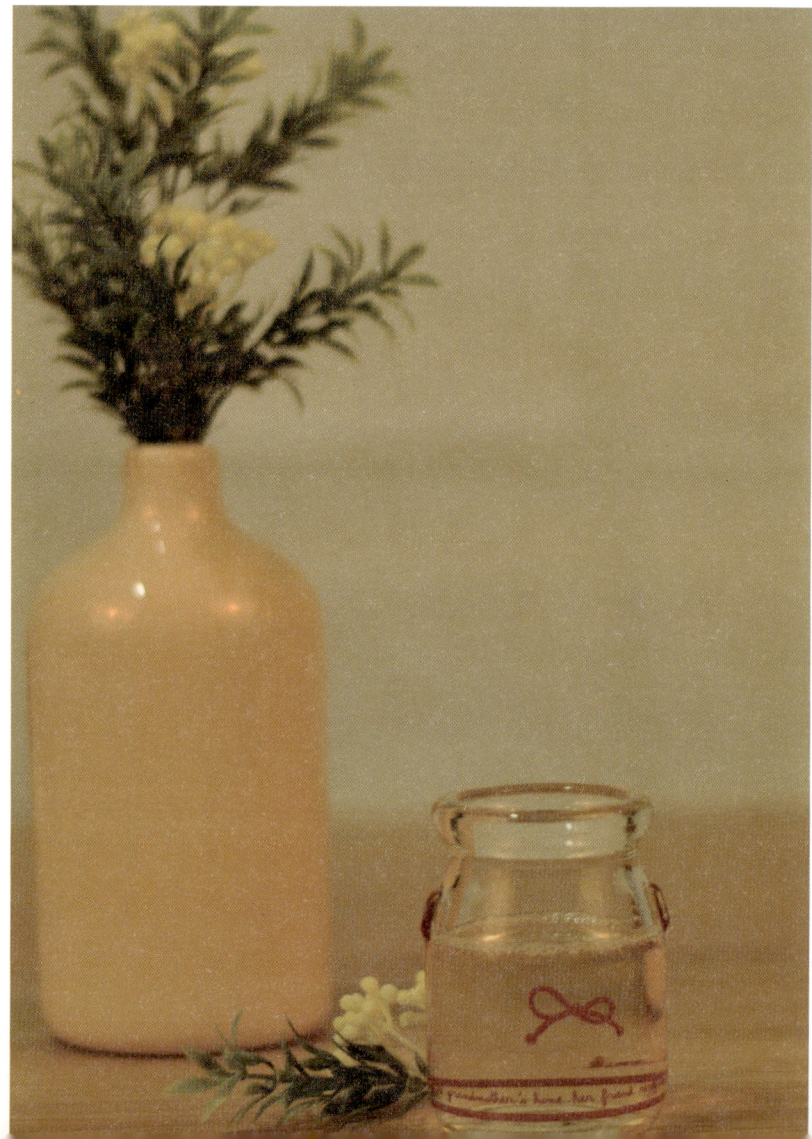

제주 왕벚나무 꽃은 3~4월에 만개하여 아름다운 꽃과 향기를 내고 귀엽고 아기자기한 아름다움을 가진 꽃이다. 식중독의 해독제 및 피부병에 사용하였고 비타민 A, C, E, B 등이 함유되어 있어 항산화 작용, 항염, 진정 효과가 우수하다.

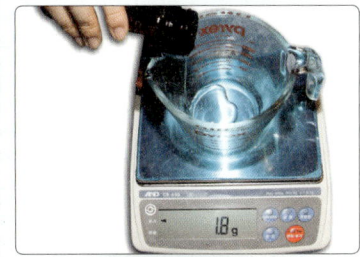

이렇게 만들자!

① 유리 비카나 적당한 용기에 수상 재료를 계량해 넣고 핫플레이트에 올려 40℃까지 가열한다.

② 다른 용기에는 첨가물을 계량해 넣고 골고루 섞는다.(중탕으로 35~40℃ 가열한다.)

③ 수상 재료에 스틱을 이용하여 돌리면서 첨가물을 천천히 부어 가용화가 잘되도록 충분히 젓는다.

④ 천연 방부제를 계량하여 넣는다.

⑤ 재료들이 잘 섞이도록 저은 후 300mesh 여과 망에 여과하여 소독한 공병에 붓는다.

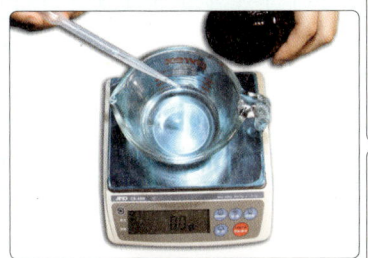
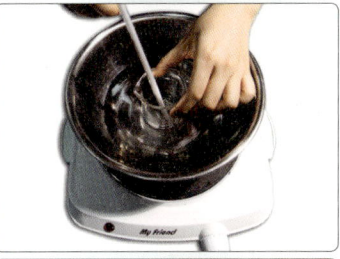
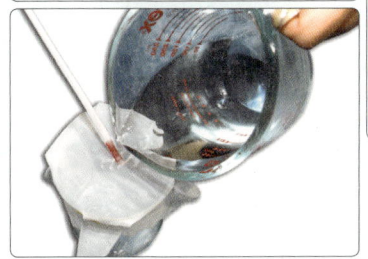
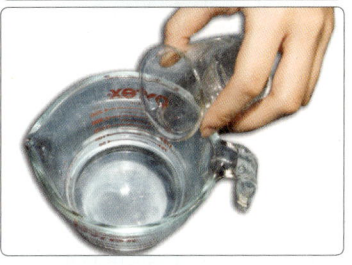

- 유기농 함량이 너무 많다고 생각되면 각 유기농 성분에 사용량만큼 정제수로 대체하면 된다.

아보카도 베이비 오일

기저귀 발진, 피부에 흡수가 잘되는

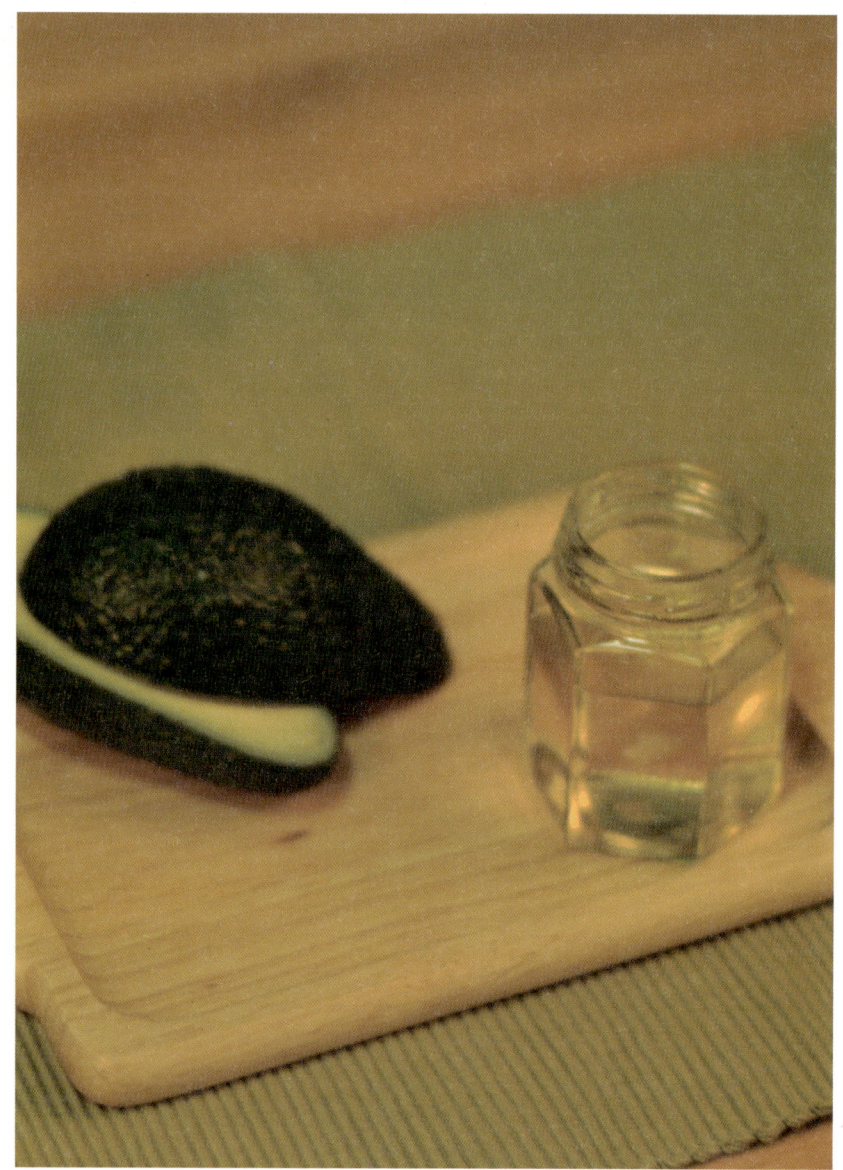

{ 재료 준비(100ml) }

오일 재료 유기농 아몬드 오일 10g, 유기농 해바라기씨 오일 58g, 호호바 오일 15g, 천연 토코페롤 1g, 유기농 아보카도 오일 4.2g, 식물성 밀배아 오일 9g, 로즈힙 오일 1g, 카렌듈라 오일 1g

첨가물 베이비 에센셜 오일 블렌딩(만다린 오일, 라벤더 오일, 오렌지 꽃 오일, 산달우드 오일, 유향유) 0.8g

난이도 : ★ | 피부 타입 : 모든 피부, 건성 피부, 유아용 | 사용 기한 : 6개월 | 직사광선을 피하고 서늘한 실내 보관

아보카도는 피부를 진정시키는 데 이용되어 기저귀 발진, 습진과 같은 증상에도 유용하다. 탄수화물과 단백질이 많고 비타민E가 풍부한 오일로 피지 구조와 유사한 지방산이 피부에 촉촉함을 준다. 피부에 흡수가 잘되고 수분을 유지하는 기능이 있다.

어떻게 만들까!

① 유리 비커나 적당한 용기에 오일 재료를 계량해 넣는다.
② 다른 용기에 첨가물을 계량한 후 골고루 섞어준다.
③ 재료들이 잘 섞이도록 저어준 뒤 300mesh 여과 망에 여과하여 소독한 공병에 붓는다.

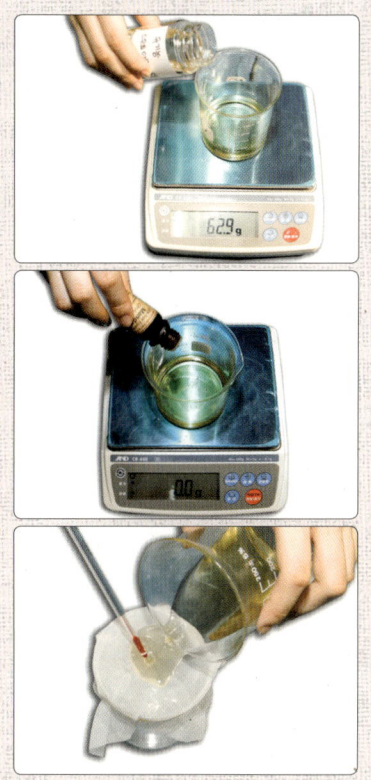

tip
• 호호바 오일은 인체의 피지와 유사한 구조로 되어 있어 번들거리지 않고 얇게 흡수되어 여린 피부에 사용하기 좋은 오일이다.

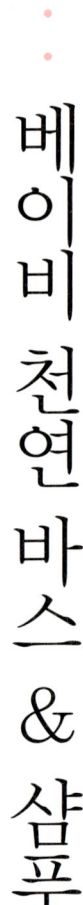

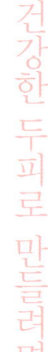
건강한 두피로 만들려면

베이비 천연 바스 & 샴푸

{ 재료 준비(100ml) }

수상 재료 유기농 라벤더 추출물 13g, 유기농 라임 수 3g, 유기농 글리세린 5g, 내추럴 베타인 0.5g, 판테놀 0.3g, 샴푸 수상 베이스 27.7g
천연 계면활성제 LES 32g, 애플 워시 5g, 데실글루코사이드 8g
첨가물 구연산 0.1g, 유기농 마치현 추출물 2.5g, 에션셜 오일(라벤더 오일 8방울, 오렌지 오일 13방울, 레몬 오일 8방울) 0.9g
천연 방부제 NP-3 2g

난이도 : ★★★ | 피부 타입 : 모든 두피, 유아용 | 사용 기한 : 1개월 | 직사광선을 피하고 서늘한 실내 보관

코코넛, 야자, 팜 등의 오일에서 유래한 식물성 천연 계면활성제를 이용하여 자극성이 적어 피부에 스며들어도 알레르기나 피부 트러블을 일으키지 않고 두피와 피부를 건강하게 관리해준다.

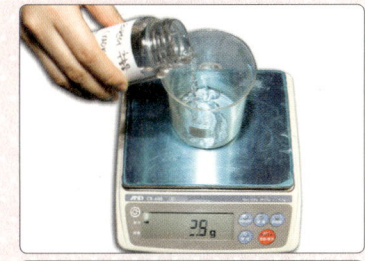

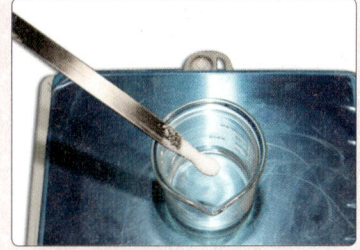

이렇게 만들자!

① 유리 비커나 적당한 용기에 수상 재료를 계량해 넣는다.

② 다른 용기에는 첨가물을 계량한 후 골고루 섞는다. (마치현 추출물에 구연산을 잘 녹인다.)

③ 수상 재료에 샴푸 베이스를 넣고 잘 섞어주고 핫플레이트 위에서 70~75℃로 가열한다.

④ 수상 재료에 천연 계면활성제를 계량하고 핸드블렌더로 저어주면서 균일하게 만든다.

⑤ 천연 방부제와 에센셜 오일, 첨가물을 계량하여 넣고 알뜰 주걱으로 1분 정도 고루 섞는다. 소독한 공병에 붓는다.

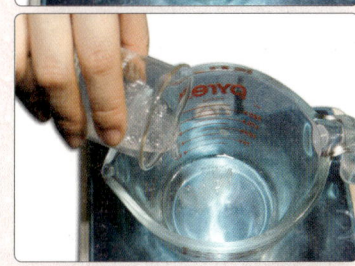

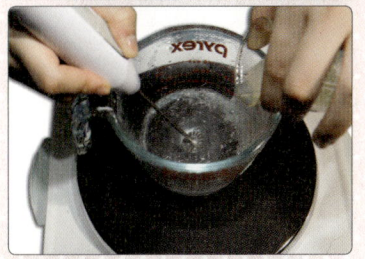

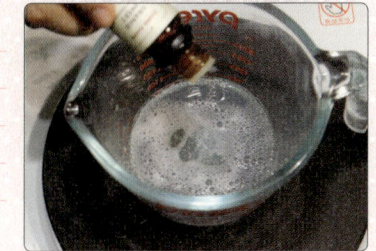

tip
- 애플 계면활성제(애플 워시)는 자극이 거의 없고 여린 두피를 가진 아기들에게 적합하다.
- 샴푸 수상 베이스는 구아검, 잔탄검, 폴리쿼터-10, 정제수로 만든다.

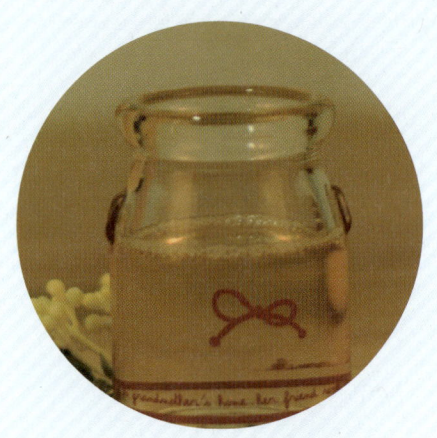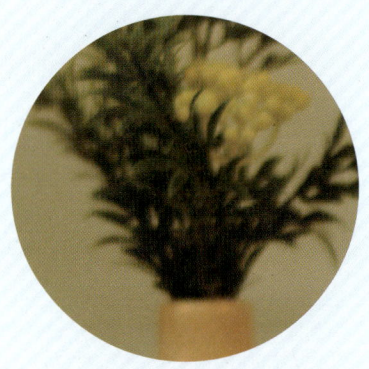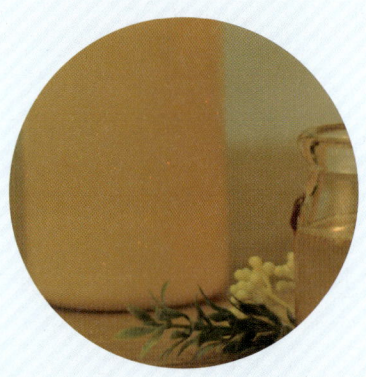

BONUS

피부 건강 up
유기농 기능성 화장품 DIY

기능성 화장품이란 일반 화장품보다 특정한 기능을 강조한 화장품을 말한다. 피부의 미백에 도움을 주는 제품, 피부의 주름 개선에 도움을 주는 제품, 피부를 곱게 태워주거나 자외선으로부터 피부를 보호하는 데 도움을 주는 제품 등이 있다.

멜라닌 색소를 억제하는
미백 기능성 알부틴 스킨

알부틴은 멜라닌 색소 생성 단계에서 티로시나아제의 활성을 저해하여 과다한 멜라닌 색소의 생성을 억제해 색소 침착을 개선하는 데 효과적이다.

{ 재료 준비(100ml) }

수상 재료 정제수 48g, 유기농 사과 수 10g, 유기농 라벤더 추출물 10g, 유기농 다마스크 장미 꽃 수 18.5g, 내추럴 베타인 1g, 히알루론산 파우더 0.1g, 유기농 마치현 추출물 3g, 알부틴 2g

첨가물 유기농 글리세린 5g, NS-2000 0.3g, 에센셜 오일(로즈 오일 4방울) 0.1g

천연 방부제 NP-3 2g

난이도 : ★★★ | 피부 타입 : 모든 피부, 건성 피부 | 사용 기한 : 3개월 | 직사광선을 피하고 서늘한 실내 보관

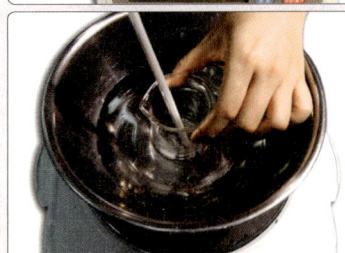
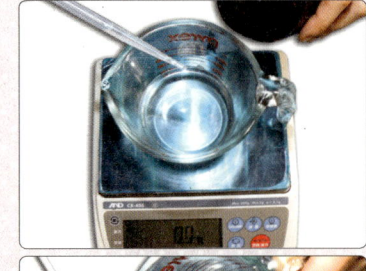
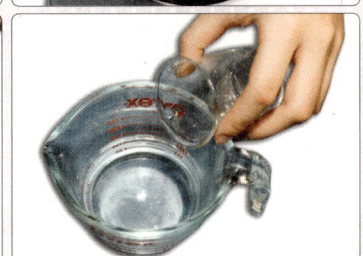
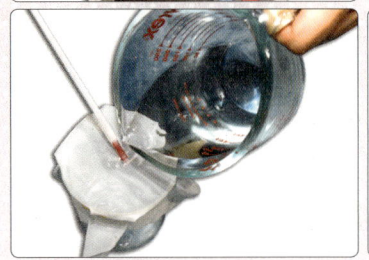

tip
• 유기농 함량이 너무 많다고 생각되면 각 성분에 사용량만큼 정제수로 대체하면 된다.

1
4	2
5	3

이렇게 만들자!

① 유리 비커나 적당한 용기에 수상 재료를 계량해 넣고 핫플레이트에 올려 40℃까지 가열한다.

② 다른 용기에는 첨가물을 계량하고 골고루 섞는다. (중탕으로 35℃~40℃ 가열한다.)

③ 수상 재료에 스틱을 이용하여 돌리면서 첨가물을 천천히 부어 가용화가 잘되도록 충분히 젓는다.

④ 천연 방부제를 계량하여 넣는다.

⑤ 재료들이 잘 섞이도록 저은 후 300mesh 여과 망에 여과하여 소독한 공병에 붓는다.

주름 개선 효과가 탁월한
주름 기능성 로션

아데노신은 피부 주름 개선, 항염증 등에 효과를 주며 세포 내 성분이기 때문에 안정성이 높고 지속력이 뛰어나며 빛에 대한 과민 반응도 없어서 밤낮 구분 없이 사용할 수 있다.

{ 재료 준비(100ml) }

수상 재료 유기농 알로에베라 잎 수 48g, 유기농 라벤더 추출물 20g, 유기농 로즈마리 잎 수 3g, 디포타슘글리시리제이트 0.1g, 유기농 글리세린 3g, 프로판디올 2g, 아데노신(주름 기능성 원료) 0.1g

유상 재료 식물성 스쿠알란 5g, 시어버터 1g, 유기농 달맞이 꽃 오일 5g

유화제 올리브 유화 왁스 3g, 몬타노브 왁스 1.5g

첨가물 식물성 콜라겐 3g, 유기농 마치현 추출물 3g, 에센셜 오일(로즈 8방울) 0.3g

천연 방부제 NP-3 2g

난이도 : ★★★★ | 피부 타입 : 모든 피부, 건성 피부 | 사용 기한 : 3개월 | 직사광선을 피하고 서늘한 실내 보관

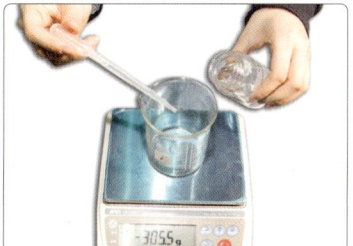
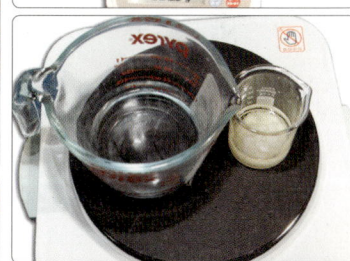
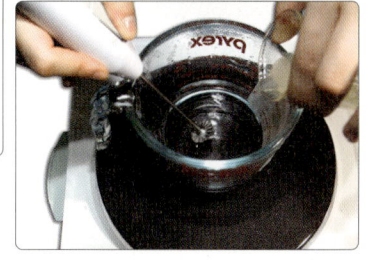
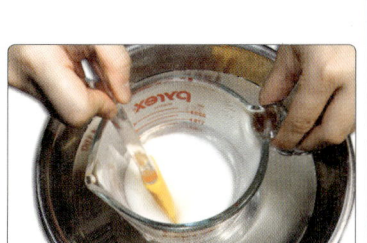
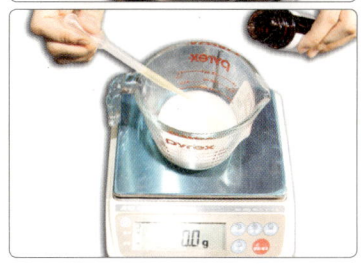

tip
· 추출물은 고온에서 가열하면 재료의 영양소가 파괴될 수 있고 천연 방부제는 방부 기능이 저하될 수 있으므로 에센셜 오일 같은 경우는 휘발성이 강하므로 45℃ 이하에서 넣어준다.
· 0.1g 단위로 계량이 어려울 경우 스틱의 작은 부분을 이용해 1회만 계량하면 된다.

이렇게 만들자!

① 유리 비커나 적당한 용기에 다른 수상 재료를 계량해 넣고 스틱으로 잘 젓는다.

② 다른 유리 비커에는 유상 재료와 유화제를 같이 계량해 넣는다.

③ 두 개의 비커를 모두 핫플레이트 올려 65~70℃ 사이가 될 때까지 약한 불로 가열한다.

④ 온도가 맞춰지면 유상 재료 비커를 수상 재료 비커에 천천히 부어 가면서 핸드블렌더로 유화를 진행한다.

⑤ 유화가 끝났으면 온도계, 알뜰 주걱을 이용하여 천천히 냉각시킨다.

⑥ 첨가물과 에센셜 오일, 천연 방부제를 계량해 넣고 재료들이 골고루 섞이게 젓는다. 알뜰 주걱으로 잘 저어 소독한 공병에 붓는다.

피부를 탱탱하게
주름 기능성 마스크 시트 팩

주름 개선 기능성 성분인 아데노신이 함유되어 있어 피부 속부터 탱탱하게 만들어 탄력을 주고 유효 성분이 주름을 개선해 산뜻하고 생기 있게 만든다.

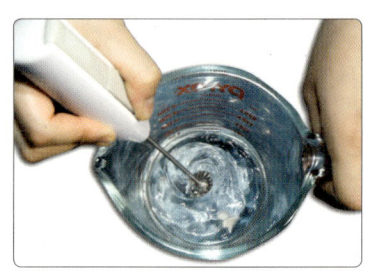

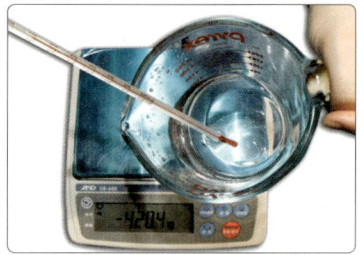

{ 재료 준비 (1 0 0 m l) }

수상 재료 유기농 다마스크 장미 꽃 수 56g, 유기농 글리세린 5g, 프로판디올 3g, 유기농 마치현 추출물 3g, 잔탄검 0.3g, 디포타슘글리시리제이트 0.1g
첨가물 유기농 사과 수 30.5g, 아데노신 0.1g
천연 방부제 NP-3 2g

난이도 : ★★ | 피부 타입 : 모든 피부 | 사용 기한 : 7일 | 직사광선을 피하고 서늘한 실내 보관

tip
- 15~25분 후 피부에 충분히 흡수시켜 주시고 마스크 시트를 얼굴 바깥쪽부터 떼어 내면 된다.
- 사용 후 남은 에센스는 밀봉 후 서늘한 실내에 보관한다.
- 0.1g 단위로 계량이 어려울 경우는 스틱에 작은 부분을 이용해 1회만 계량하면 된다.

어떻게 만들자!

① 유리 비커나 적당한 용기에 잔탄검과 글리세린, 프로판디올을 충분히 섞은 후 다른 수상 재료를 계량해 넣고 핸드블렌더로 교반시켜 준다.

② 다른 용기에는 첨가물을 계량한 후 핫플레이트로 50℃까지 가온하여 섞어준다. 천연 방부제를 계량하여 모두 ①비커에 넣고 교반한다.

③ 마스크 시트에 적셔 사용한다.

피부색을 환하게
미백 기능성 마스크 시트 팩

미백 기능성 마스크 팩으로 칙칙하게 손상된 피부색을 화사하게 보살펴주어 피부색을 맑고 환하게 가꿔주고 투명한 피부로 만들어준다.

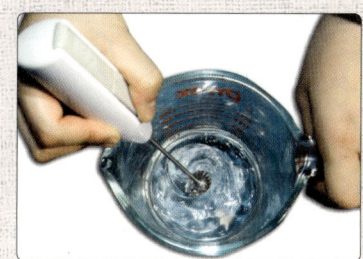

[재료 준비(100ml)]

수상 재료 유기농 모링가 잎 추출물 70g, 유기농 캐모마일 꽃 수 15.5g, 유기농 글리세린 5g, 프로판디올 3g, 유기농 마치현 추출물 3g, 잔탄검 0.3g, 디포타슘글리시리제이트 0.1g
첨가물 유기농 에탄올 1g, 유용성 감초 추출물 0.1g
천연 방부제 NP-3 2g

난이도 : ★★ | 피부 타입 : 모든 피부 | 사용 기한 : 7일 | 직사광선을 피하고 서늘한 실내 보관

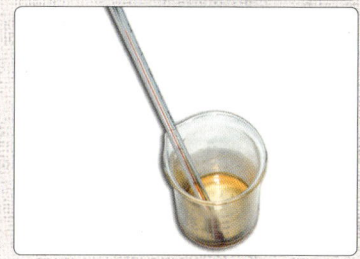

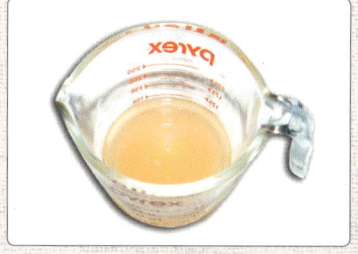

이렇게 만들자!

① 유리 비커나 적당한 용기에 잔탄검과 글리세린, 프로판디올을 충분히 섞은 후 다른 수상 재료를 계량해 넣은 후 핸드블렌더로 교반시켜 푼다.
② 다른 용기에는 첨가물을 계량해 넣고 골고루 섞어준다. 천연 방부제를 계량하여 모두 ①비커에 넣고 교반한다.
③ 마스크 시트에 적셔 사용한다.

탄력 있고 건강한 피부로
탄력 증강 마스크 시트 팩

탄력 증강 마스크 팩은 느슨한 피부 조직에 활력을 주어 푸석하고 지친 피부를 유연하고 탄력 있는 건강한 피부로 만들어준다.

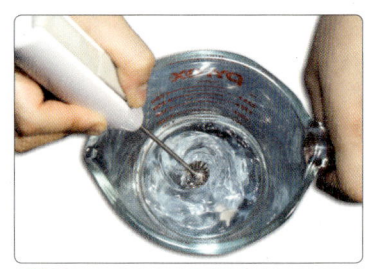
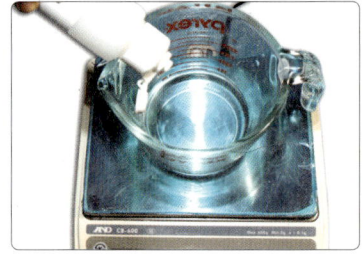

{ 재료 준비 (1 0 0 m l) }

수상 재료 유기농 정제수 50g, 유기농 로즈마리 잎 수 14.7g, 유기농 글리세린 4g, 프로판디올 2g, 유기농 캐모마일 꽃 수 14g, 유기농 마치현 추출물 3g, 잔탄검 0.3g, 수용성 콜라겐 10g
천연 방부제 NP-3 2g

난이도 : ★★ | 피부 타입 : 모든 피부 | 사용 기한 : 15일 | 직사광선을 피하고 서늘한 실내 보관

- 15~25분 후 피부에 충분히 흡수시켜 주시고 마스크 시트를 얼굴 바깥쪽부터 떼어 내면 된다.
- 사용 후 남은 에센스는 밀봉 후 서늘한 실내에 보관한다.
- 0.1g 단위로 계량이 어려울 경우는 스틱에 작은 부분을 이용해 1회만 계량하면 된다.

이렇게 만들자!

① 유리 비커나 적당한 용기에 잔탄검과 글리세린, 프로판디올을 넣어 충분히 섞고 다른 수상 재료를 계량해 넣은 후 핸드블렌더로 교반시켜 푼다.

② 다른 용기에는 첨가물을 계량해 넣고 골고루 섞는다.

③ 마스크 시트에 적셔 사용한다.

피부를 투명하고 매끄럽게

미백 기능성 애플 수분 크림

사과에 함유된 다량의 유기산은 미용에 효과적인 성분으로 건조하고 탄력 없는 피부를 투명하고 매끄럽게 만든다. 사과의 탄닌산은 살균 작용이 있어 피부 트러블을 감소시킨다.

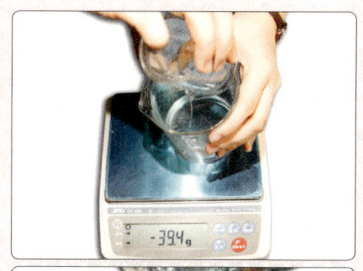

{ 재료 준비(100ml) }

베이스 수분 크림 베이스(유기농 사과 수, 유기농 프로판디올, 내추럴 베타인, 폴리글리세릴-2스테아레이트, 스테아릴 알코올, 글리세릴스테아레이트, 이소아밀라우레이트(에코서트), 카프릴릭/카프릭트리글리세라이드(에코서트), 알파비사보롤 0.5g(미백 기능성 원료), 식물성 스쿠알란, NP-3 2g) 92.8g

첨가물 유기농 병풀 잎 수 2g, 유기농 마치현 추출물 3g, 하이알루로닉애씨드 1% 1g, 폴리감마글루타메이트 1% 1g, 수분 크림 에센셜 오일 블렌딩(라벤더 오일, 만다린 오일, 캐모마일 꽃 오일, 코파이바발삼레진) 0.2g

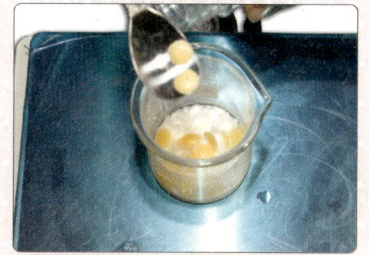

난이도 : ★★★★ | 피부 타입 : 모든 피부 | 사용 기한 : 3개월 | 직사광선을 피하고 서늘한 실내 보관

tip
• 수분 크림 에센셜 오일 대신에 제라늄 오일, 라벤더 오일을 1:1 비율로 넣어도 매력적인 아로마 향을 느낄 수 있다.

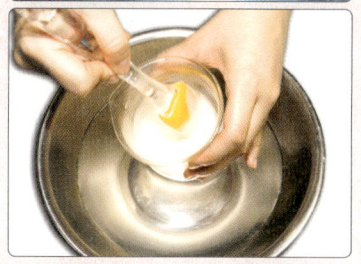

1
2
3

이렇게 만들자!

① 유리 비커나 적당한 용기에 베이스 원료를 넣는다.

② 베이스를 계량한 유리 비커에 첨가물을 같이 계량해 넣는다.

③ 핸드블렌더로 첨가물이 섞일 정도만 교반하고 알뜰 주걱으로 잘 저어 소독한 공병에 붓는다.

아로마 오일로 상쾌하게
남성 청결제

천연 유래 세정 성분이며, 피부에 마일드한 거품으로 남성의 시크릿 존을 청결히 하는데 도움을 주고 아로마 오일이 피부에 상쾌함을 준다.

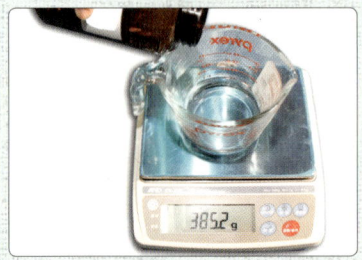

{ 재료 준비 (1 0 0 m l) }

수상 재료	유기농 티트리 잎 수 40g, 유기농 라벤더 추출물 30g, 유기농 마치현 추출물 3g, 구연산 0.2g
천연계면활성제	애플 계면활성제 16.6g, 데실글루코사이드 8g
첨가물	에센셜 오일(페퍼민트 오일 3방울, 티트리 오일 3방울, 버가못 오일 2방울) 0.2g
천연 방부제	NP-3 2g

난이도 : ★★ | 피부 타입 : 남성외음부 | 사용 기한 : 3개월 | 직사광선을 피하고 서늘한 실내 보관

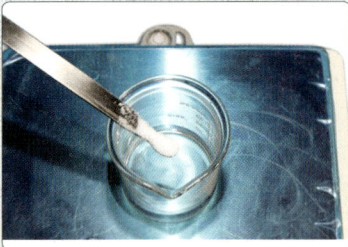

 tip

· 15~25분 후, 피부에 충분히 흡수시켜 주시고 마스크 시트를 얼굴 바깥쪽부터 떼어 내면 된다.
· 사용 후 남은 에센스는 밀봉 후 서늘한 실내에 보관한다.
· 0.1g 단위로 계량이 어려울 경우는 스틱에 작은 부분을 이용해 1회만 계량하면 된다.

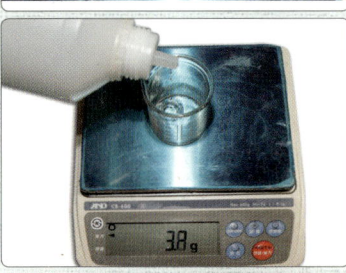

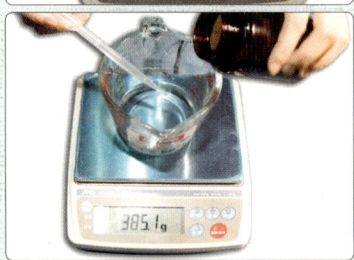

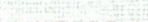 **이렇게 만들자!**

① 유리 비커나 적당한 용기에 수상 재료를 계량해 넣는다.
② 다른 용기에는 첨가 물을 계량하여 골고루 섞는다. (마치현 추출물에 구연산을 잘 녹인다.)
③ 수상 재료에 천연 계면활성제를 계량하고 핸드블렌더를 이용하여 돌리면서 저어 균일하게 만든다.
④ 천연 방부제와 에선셜 오일을 계량하여 넣고 핸드블렌더로 30초 정도 고루 섞는다. 미리 소독한 공병에 붓는다.

APPENDIX

유기농 화장품 관련 법령 정보 알아보기

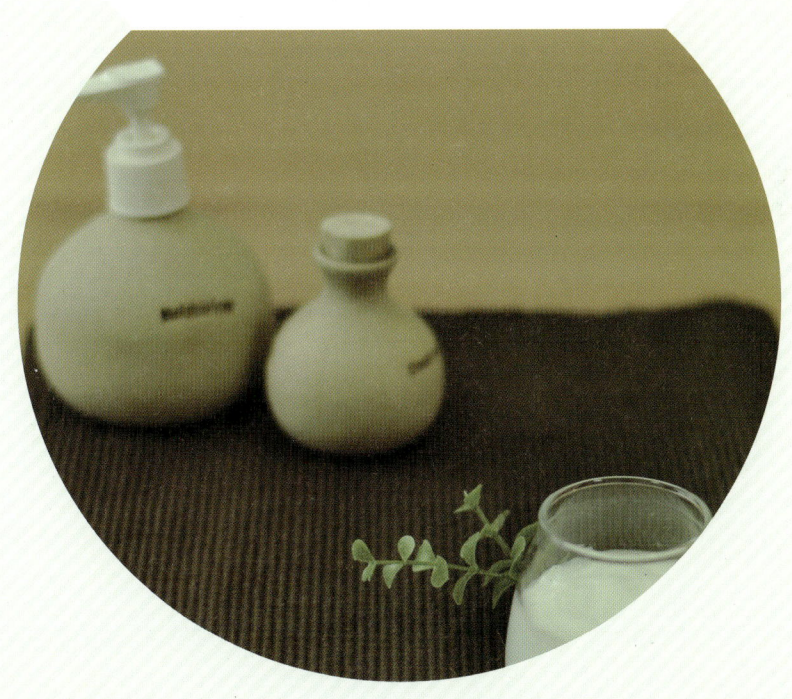

I. 평가 요소별 규제 영향 분석

1 | 규제의 필요성

1-1. 문제 정의(배경과 원인)

- 화장품법 전면 개정('11.8.4)에 따라, 동 법 제2조(정의)에 '유기농 화장품'의 기준을 식품의약품안전처장이 정하도록 규정
  - ★ 현재, '유기농 화장품 표시·광고 가이드라인'('10.1.1자 시행)으로 그 기준을 적용하고 있으나, 법령상 취지에 부합하도록 고시로 제정해야 할 필요성 대두

1-2. 규제의 신설·강화 필요성

- 유기농 원료 등으로 제조되고, 식약처장이 정하는 기준에 맞는 화장품을 유기농 화장품으로 정의한 '11.8.4.자 화장품법 개정 사항을 반영하여 유기농 화장품에 대한 기준을 정할 필요가 있음.

> 화장품법 제2조(정의)제3호
> "유기농 화장품"이란 유기농 원료, 동식물 및 그 유래 원료 등으로 제조되고, 식품의약품안전처장이 정하는 기준에 맞는 화장품을 말한다.

- 현재, '유기농 화장품 표시·광고 가이드라인'('10.1.1자 시행)으로 그 기준을 적용하고 있으나, 규정의 투명성 및 법적 실효성 제고 차원에서 법령에 반영할 필요 있음.

2 | 규제 대안 검토 및 비용·편익 분석과 비교

2-1. 규제 대안의 검토

대안	장점	단점
현행 가이드라인 기준으로 유지	○ 없음 (법령상의 정의에 따라 가이드라인 기준이 그대로 적용되므로 장점 없음)	○ 법령상의 정의가 비규제인 '가이드라인'으로 존속함으로서 이해관계자의 혼란 가중

- 이미 상위 법령에서 강제성 및 규제 성격이 부여된 사항에 대한 원만한 운영을 위하여 하위 규정인 고시에서 세부적으로 정하는 것이 행정 절차적으로 적절하며,
- 유기농 화장품의 기준을 제시함으로서 관련 이해관계자의 혼란을 줄이고, 소비자의 이해도를 증진시켜 무분별한 유기농 화장품이 시중에 범람하는 것을 방지하기 위해서는 '유기농 화장품의 기준에 관한 규정' 제정이 가장 적절한 대안으로 판단됨.

2-2. 비용 · 편익 분석과 비교

■ 규제의 비용

★ 동 고시안은 기존 운영되던 '유기농 화장품 표시 · 광고 가이드라인'을 고시화한 것으로, 관련 업계와의 상의 및 건의를 대부분 반영하였을 뿐 아니라,

★ 전세계적으로 가장 널리 사용되고 있는 유기농 화장품 민간 인증 기준인 에코서트(ECOCERT)1) 및 코스모스 기준(COSMOS Standard)2)을 제정(안)에 반영하여 기존 유기농 화장품 제조 또는 수입 업체의 추가 비용 우려가 없음.

1) 에코서트(ECORCERT)는 '91년 프랑스에 설립된 세계적인 유기농 인증 기관이며, 식품 · 화장품 · 세제 · 섬유 등에 대해 인증하고 있음.
2) 코스모스 기준(COSMOS Standard)은 유기농 · 천연 화장품에 대한 통일된 기준을 위해 BIDH(독일), ECOCERT(프랑스), ICEA(이태리), SOIL ASSOCIATIO(영국) 등 유럽의 5개 유기농 인증 기관이 모여 만든 기준이며, '11.2월 발효되었음.

※ 유기농 화장품 기준 비교표

구분	COSMOS Standard	ECOCERT (프랑스)	USDA(미국), JAS(일본)	유기농 화장품의 기준에 관한 규정(안) (한국)
기준	20% 이상 유기농 원료	10% 이상 유기농 원료	95% 이상 유기농 원료 (물, 소금 제외)	10% 이상 유기농 원료

■ 규제에 따른 편익

★ 유기농 화장품의 기준을 명확히 제시함으로서, 무분별한 유기농 화장품의 범람을 막고, 소비자 입장에서는 이에 대한 기준을 확인하고 구매할 수 있는 등 국민 보건 향상과 관련한 사회적 순이익이 증가될 것임.

■ 비용 · 편익 분석

★ 동 규제 시행으로 유기농 화장품의 기준을 명확히 제시함으로서 여타 무분별한 유기농 화장품의 범람을 막고, 신뢰할 수 있는 유기농 화장품을 공급하여 궁극적으로 국민 보건 향상에 기여할 수 있으므로 양질의 화장품 제조 · 유통으로 인한 경제적 · 사회적 순편익이 크다고 사료됨.

★ 또한 유기농 화장품을 제조 또는 판매하는 제조(판매) 업자 입장에서도 그 기준이 명확해짐에 따라 당해 제품 제조에 있어 기준 설정을 위한 자료 비용이 절감될 것으로 사료됨.

2-3. 중소기업 규제 영향 분석

- 동 규제는 유기농 화장품을 제조 또는 수입하여 판매하는 제조(판매) 업자에게 적용되는 것으로 중소기업도 이에 해당됨.
  - ★ 다만, 동 규제(안)은 현행 시행 중인 '유기농 화장품 표시·광고 가이드라인'('10.1.1자 시행)으로 그 내용이 3년간에 걸쳐 널리 홍보되어 이미 적용 시행하고 있는 사항으로 중소기업에 대한 추가적인 부담은 없는 것으로 판단됨.

3. 규제 내용의 적정성 및 실효성

3-1. 규제의 적정성

- 동 규제는 「화장품법」개정으로 인한 하위 규정 정비에 관한 사항으로서 이미 관련 입법 절차를 거쳐 국민에게 알려진 사안임.
  - ★ 근거규정 : 「화장품법」제2조제3호

> **화장품법 제2조(정의)제3호**
> "유기농 화장품"이란 유기농 원료, 동식물 및 그 유래 원료 등으로 제조되고, 식품의약품안전처장이 정하는 기준에 맞는 화장품을 말한다.

3-2. 이해관계자 협의

- 유기농 화장품 기준 관련 고시 제정을 위한 민관 합동 회의 개최 및 의견 수렴('13.4.18)
  - ★ 화장품 관련 부서(화장품 정책과, 화장품 심사과, 화장품 연구팀), 관련 협회(대한화장품협회), 유기농 화장품 업계 전문가 등으로 구성
  - ★ 민관 합동 회의 논의 사항에 대한 내부 검토 회의('13.5.7)
    - 화장품 관련 부서(화장품 정책과, 화장품 심사과, 화장품 연구팀)
  - ★ 행정 예고를 통해 제조(판매) 업자, 관계 기관 등의 의견을 최종 수렴할 예정임.

3-3. 규제 집행의 실효성(집행 자원과 능력)

- 별도의 인력 및 예산 필요 없음.

Ⅱ. 규제영향분석서

분석 대상 규제 개요

<table>
<tr><td rowspan="3">1. 규제
사무명 등</td><td colspan="2">등록
번호</td><td colspan="2">'미등록'</td><td colspan="4">2. 구분</td></tr>
<tr><td rowspan="2">등록
단위</td><td>주규제</td><td>부수규제</td><td>신설</td><td>강화</td><td>내용
심사</td><td>존속 기
한 연장</td></tr>
<tr><td></td><td>○</td><td>○</td><td></td><td></td><td></td></tr>
<tr><td></td><td colspan="2">유기농 화장품의 기준에 관한 규정</td><td colspan="2">경제적 규제</td><td colspan="2">사회적 규제</td><td colspan="2">행정적 규제</td></tr>
<tr><td></td><td colspan="2"></td><td colspan="2"></td><td colspan="2">○</td><td colspan="2"></td></tr>
</table>

3. 소관부처 및 작성자 인적사항	• 식약처 바이오생약국 화장품 정책과 • 홍순욱 국장, 김영옥 과장

<table>
<tr><td rowspan="8">4. 피규제 집단
및 이해관계자</td><td colspan="2">유형</td><td>인원수 규모</td><td>의견 수렴 방식 / 의견 내용</td></tr>
<tr><td rowspan="3">피규제자</td><td>제조판매업자</td><td>약 3,600개소</td><td>행정 예고</td></tr>
<tr><td>제조업자</td><td>약 1,500개소</td><td>행정 예고</td></tr>
<tr><td>판매자</td><td>20,000개소 이상</td><td>행정 예고</td></tr>
<tr><td>이해관계자</td><td>(사)대한화장품협회</td><td>1개 협회</td><td>업계 간담회
('13.4.18)
행정 예고</td></tr>
<tr><td rowspan="3">관련 부처</td><td>규제개혁위원회 (국무총리실)</td><td>—</td><td>행정 예고</td></tr>
<tr><td>공정거래위원회</td><td>—</td><td>행정 예고</td></tr>
<tr><td>중소기업청</td><td>—</td><td>행정 예고</td></tr>
</table>

5. 규제 존속 기한	• 재검토 기한(고시일로부터 3년) • 규제 존속 기간 미설정

6. 종전 규제 및 신설(강화) 규제의 내용	■ 신설 규제 내용
	• 용어의 정의(안 제2조)
	  – 유기농 원료, 식물·동물성·미네랄 원료 등에 대해 정의함
	• 유기농 화장품의 기준(안 제3조 내지 제8조)
	  – 사용할 수 있는 원료, 제조 공정, 작업장 및 제조 설비, 포장, 보관, 유기농 화장품의 원료 조성 등 기준을 정함
	• 자료의 보존(안 제9조)
	  – 제조 판매 업자는 유기농 화장품으로 표시·광고하여 제조, 수입 및 판매할 경우 이 고시에 적합함을 입증하는 자료를 구비·보존토록 함

7. 규제 체계도	식품의약품안전처 ⇨ 화장품 제조 판매 업자 / 화장품 제조 업자 / 화장품 판매자

1 | 유기농 화장품의 기준에 관한 규정 제정 고시 – 식품의약품안전처
고시 제2014-200호

1. 제정 이유

「화장품법」 전면 개정(법률 제11014호, 2011. 8. 4.)에 따라 유기농 화장품에 대하여 식품의약품안전처장이 기준을 정하도록 규정하고 있어 기존 '유기농 화장품 표시·광고 가이드라인'을 일부 수정·보완하여 고시로 제정하고자 함.

2. 주요 내용

가. 이 고시에서 사용되는 용어를 정의함(안 제2조)
  - '유기농 원료', '식물 원료' 등 사용되는 용어를 정의함.
나. 유기농 화장품의 기준을 정함(안 제3조부터 제8조까지)
  - '유기농 화장품' 및 '사용되는 원료'의 종류, 제조 공정, 작업장 및 제조 설비, 포장, 보관 등의 기준을 정함.
다. 유기농 화장품임을 입증하는 자료의 보존 기준을 정함.(안 제9조)
라. 위 사항들을 통해 유기농 화장품의 기준을 명확히 제시함으로써, 무분별한 유기농 화장품의 범람을 막고, 소비자 입장에서는 이에 대한 기준을 확인하고 구매할 수 있는 등 국민 보건 향상과 양질의 유기농 화장품 공급에 이바지할 것으로 기대됨.

3. 기타 참고 사항

가. 관계 법령: 「화장품법」제2조제3호
나. 예산 조치: 별도 조치 필요 없음
다. 합   의: 해당 기관 없음
라. 기   타: 1) 행정 예고('13.11.8 ~ '14.1.7) 중 제출 의견 반영
    -제2조 제1항 나목 추가 (신구 대비표 붙임)
  2) 규제 심사('14.12.16) 중 권고 사항 반영
    - [별표 1] 미네랄 유래 원료 11종 추가

식품의약품안전처 고시 제2014-200호

「화장품법」 제2조제3호 규정에 따른 「유기농 화장품의 기준에 관한 규정」을 다음과 같이 제정 고시합니다.

유기농 화장품의 기준에 관한 규정

제1장 총칙

제1조(목적) 이 고시는 「화장품법」 제2조제3호에 따라 유기농 화장품의 기준을 정함으로써 화장품 업계·소비자 등에게 정확한 정보를 제공하고 관련 산업을 지원하는 것을 목적으로 한다.

제2조(용어의 정의) 이 고시에서 사용하는 용어의 정의는 다음과 같다.
 1. "유기농 원료"란 다음 각 목의 어느 하나에 해당하는 화장품 원료를 말한다.
  가. 「친환경 농어업 육성 및 유기 식품 등의 관리·지원에 관한 법률」에 따른 유기 농수산물 또는 이를 이 고시에서 허용하는 물리적 공정에 따라 가공한 것
  나. 외국 정부(미국, 유럽연합, 일본 등)에서 정한 기준에 따른 인증 기관으로부터 유기 농수산물로 인정받거나 이를 이 고시에서 허용하는 물리적 공정에 따라 가공한 것
  다. 국제유기농업운동연맹(IFOAM)에 등록된 인증 기관으로부터 유기농 원료로 인증받거나 이를 이 고시에서 허용하는 물리적 공정에 따라 가공한 것
 2. "식물 원료"란 식물(해조류와 같은 해양 식물, 버섯과 같은 균사체를 포함한다) 그 자체로서 가공하지 않거나, 이 식물을 가지고 이 고시에서 허용하는 물리적 공정에 따라 가공한 화장품 원료를 말한다.
 3. "동물에서 생산된 원료(동물성 원료)"란 동물 그 자체(세포, 조직, 장기)는 제외하고, 동물로부터 자연적으로 생산되는 것으로서 가공하지 않거나, 이 동물로부터 자연적으로 생산되는 것을 가지고 이 고시에서 허용하는 물리적 공정에 따라 가공한 계란, 우유, 우유 단백질 등의 화장품 원료를 말한다.
 4. "미네랄 원료"란 지질학적 작용에 의해 자연적으로 생성된 물질을 가지고 이 고시에서 허용하는 물리적 공정에 따라 가공한 화장품 원료를 말한다. 다만, 화석 연료로부터 기원한 물질은 제외한다.
 5. "식물 유래, 동물성 유래 원료"란 제2호 또는 제3호의 원료를 가지고 이 고시에서 허용하는 화학적 공정 또는 생물학적 공정에 따라 가공한 원료를 말한다.
 6. "미네랄 유래 원료"란 제4호의 원료를 가지고 이 고시에서 허용하는 화학적 공정 또는 생물학적 공정에 따라 가공한 별표 1의 원료를 말한다.

제2장 유기농 화장품의 기준

제3조(사용할 수 있는 원료)
① 유기농 화장품의 제조에 사용할 수 있는 원료는 다음 각 호와 같다. 다만, 제조에 사용하는 원료는 별표 4의

오염물질에 의해 오염되어서는 아니 된다.
1. 유기농 원료
2. 식물 원료 및 식물 유래 원료
3. 동물에서 생산된 원료 및 동물성 유래 원료
4. 미네랄 원료 및 미네랄 유래 원료
5. 물

② 합성 원료는 유기농 화장품의 제조에 사용할 수 없다. 다만, 유기농 화장품의 품질 및 안전을 위해 필요하나 따로 자연에서 대체하기 곤란한 별표 2의 합성 원료에 한하여 제1항에도 불구하고 5% 이내에서 사용할 수 있다.

제4조(제조 공정)
① 원료의 제조 공정은 간단하고 오염을 일으키지 않으며, 원료 고유의 품질이 유지될 수 있어야 한다. 허용되는 공정 또는 금지되는 공정은 별표 3과 같다.
② 유기농 화장품의 제조에 대한 금지되는 공정은 다음 각 호와 같다.
1. 별표 3의 금지되는 공정
2. 유전자 재조합 원료 배합
3. 니트로스아민류 배합 및 생성
4. 일면 또는 다면의 외형 또는 내부 구조를 가지도록 의도적으로 만들어진 불용성이거나 생체 지속성인 1~100나노미터 크기의 물질 배합
5. 공기, 산소, 질소, 이산화탄소, 아르곤 가스 외의 분사제 사용

제5조(작업장 및 제조 설비)
① 유기농 화장품을 제조하는 작업장 및 제조 설비는 교차 오염이 발생하지 않도록 충분히 청소 및 세척되어야 한다.
② 작업장과 제조 설비의 세척제는 별표 5에 적합하여야 한다.

제6조(포장)
유기농 화장품의 용기와 포장에 폴리염화비닐(Polyvinyl chloride (PVC)), 폴리스티렌폼(Polystyrene foam)을 사용할 수 없다.

제7조(보관)
① 유기농 화장품을 제조하기 위한 유기농 원료는 다른 원료와 명확히 표시 및 구분하여 보관하여야 한다.
② 표시 및 포장 전 상태의 유기농 화장품은 다른 화장품과 구분하여 보관하여야 한다.

제8조(유기농 화장품의 원료 조성)
① 유기농 화장품은 전체 구성 원료 중 10% 이상이 유기농 원료로 구성되어야 한다.

② 제1항의 원료 조성 비율은 전체 구성 원료에서 해당 원료의 중량 비율로 계산하며, 계산 방법은 다음 각 호와 같다.
1. 부피는 중량으로 환산하여 계산한다.
2. 농축, 희석 등 가공한 원료는 가공 이전 상태로 환산한 중량으로 계산한다.
3. 원료에 유기농 원료가 혼합되어 있을 경우 원료에서 유기농 원료의 비율만큼 유기농 원료의 함량으로 인정하여 계산한다.
4. 건조한 유기 농수산물을 추출한 원료의 경우 건조한 유기 농수산물의 함량이 5% 이상이면 그 추출물에 대하여 100% 유기농 원료의 함량으로 계산하며, 함량이 5% 미만이면 그 추출물에 대하여 함량에 비례하여 계산한다. 다만, 건조하지 않은 유기 농수산물을 사용하는 경우 그 사용량에 1/4을 곱한 값을 건조한 유기 농수산물의 함량으로 한다.

제9조(자료의 보존)
화장품의 제조 판매 업자는 유기농 화장품으로 표시·광고하여 제조, 수입 및 판매할 경우 이고시에 적합함을 입증하는 자료를 구비하고, 제조일(수입일 경우 통관일)로부터 3년 또는 사용기한 경과 후 1년 중 긴 기간 동안 보존하여야 한다.

제10조(재검토 기한)
「훈령·예규 등의 발령 및 관리에 관한 규정」(대통령훈령 제248호)에 따라 이 고시 발령 후의 법령이나 현실여건의 변화 등을 검토하여 이 고시의 폐지, 개정 등의 조치를 해야 하는 기한은 2017년 12월 24일까지로 한다.

부칙

제1조(시행일) 이 고시는 고시 후 6개월이 경과한 날부터 시행한다.
제2조(적용례) 이 고시는 고시 시행 후 최초로 제조 또는 수입(통관일을 기준으로 한다)하는 유기농 화장품부터 적용한다.

■ 별표 1 | 미네랄 유래 원료

구리가루(Copper Powder CI 77400)
규조토(Diatomaceous Earth)
디소듐포스페이트(Disodium Phosphate)
디칼슘포스페이트(Dicalcium Phosphate)
디칼슘포스페이트디하이드레이트(Dicalcium phosphate dihydrate)
마그네슘설페이트(Magnesium Sulfate)
마그네슘실리케이트(Magnesium Silicate)
마그네슘알루미늄실리케이트(Magnesium Aluminium Silicate)
마그네슘옥사이드(Magnesium Oxide CI 77711)
마그네슘카보네이트(Magnesium Carbonate CI 77713(Magnesite))
마그네슘클로라이드(Magnesium Chloride)
마그네슘카보네이트하이드록사이드 (Magnesium Carbonate Hydroxide)
마그네슘하이드록사이드(Magnesium Hydroxide)
마이카(Mica)
말라카이트(Malachite)
망가니즈비스오르토포스페이트(Manganese bis orthophosphate CI 77745)
망가니즈설페이트(Manganese Sulfate)
바륨설페이트(Barium Sulphate)
벤토나이트(Bentonite)
비스머스옥시클로라이드(Bismuth Oxychloride CI 77163)
소듐글리세로포스페이트(Sodium Glycerophosphate)
소듐마그네슘실리케이트(Sodium Magnesium Silicate)
소듐메타실리케이트(sodium Metasilicate)
소듐모노플루오로포스페이트(Sodium Monofluorophosphate)
소듐바이카보네이트(Sodium Bicarbonate)
소듐보레이트(Sodium borate)
소듐설페이트(Sodium Sulfate)
소듐실리케이트(Sodium Silicate)
소듐카보네이트(Sodium Carbonate)
소듐치오설페이트(Sodium Thiosulphate)
소듐클로라이드(Sodium Chloride)
소듐포스페이트(Sodium Phosphate)
소듐플루오라이드(Sodium Fluoride)
소듐하이드록사이드(Sodium Hydroxide)

실리카(Silica)
실버(Silver CI 77820)
실버설페이트(Silver Sulfate)
실버씨트레이트(Silver Citrate)
실버옥사이드(Silver Oxide)
실버클로라이드(Silver Chloride)
씨솔트(Sea Salt, Maris Sal)
아이런설페이트(Iron Sulfate)
아이런옥사이드(Iron Oxides CI 77480, 77489, 77491, 77492, 77499)
아이런하이드록사이드(Iron Hydroxide)
알루미늄아이런실리케이트(Aluminium Iron Silicates)
알루미늄(Aluminum)
알루미늄가루(Aluminum Powder CI 77000)
알루미늄설페이트(Aluminium Sulphate)
알루미늄암모니움설페이트(Aluminium Ammonium Sulphate)
알루미늄옥사이드(Aluminium Oxide)
알루미늄하이드록사이드(Aluminium Hydroxide)
암모늄망가니즈디포스페이트(Ammonium Manganese Diphosphate CI 77742)
암모늄설페이트(Ammonium Sulphate)
울트라마린(Ultramarines, Lazurite CI 77007)
징크설페이트(Zinc Sulfate)
징크옥사이드(Zinc oxide CI 77947)
징크카보네이트 (Zinc Carbonate, CI 77950)
카올린(Kaolin)
카퍼설페이트(Copper Sulfate, Cupric Sulfate)
카퍼옥사이드(Copper Oxide)
칼슘설페이트(Calcium Sulfate CI 77231)
칼슘소듐보로실리케이트(Calcium Sodium Borosilicate)
칼슘알루미늄보로실리케이트(Calcium Aluminium Borosilicate)
칼슘카보네이트(Calcium Carbonate)
칼슘포스페이트와 그 수화물(Calcium phosphate and their hydrates)
칼슘플루오라이드(Calcium Fluoride)
칼슘하이드록사이드(Calcium Hydroxide)
크로뮴옥사이드그린(Chromium Oxide Greens CI 77288)
크로뮴하이드록사이드그린(Chromium Hydroxide Green CI 77289)
탤크(Talc)

테트라소듐파이로포스페이트(Tetrasodium Pyrophosphate)
티타늄디옥사이드(Titanium Dioxide CI 77891)
틴옥사이드(Tin Oxide)
페릭암모늄페로시아나이드(Ferric Ammonium Ferrocyanide CI 77510)
포타슘설페이트(Potassium Sulfate)
포타슘아이오다이드(potassium iodide)
포타슘알루미늄설페이트(Potassium aluminium sulphate)
포타슘카보네이트(Potassium Carbonate)
포타슘클로라이드(Potassium Chloride)
포타슘하이드록사이드(Potassium Hydroxide)
하이드레이티드실리카(Hydrated Silica)
하이드록시아파타이트(Hydroxyapatite)
헥토라이트(Hectorite)
세륨옥사이드(Cerium Oxide)

■ 별표 2 | 허용 합성 원료

네츄럴토코페롤(Natural tocopherol(extracted with hexane))
데나토늄벤조에이트(Denatonium Benzoate)
데하이드로아세틱애씨드 및 그 염류(Dehydroacetic Acid and its salt)
레시틴(Lecithin)
벤조익애씨드, 그 염류 및 에스텔류(Benzoic Acid and its salts and ester)
벤질알코올(Benzyl Alcohol)
살리실릭애씨드 및 그 염류(Salicylic Acid and its salts)
소르빅애씨드 및 그 염류(Sorbic Acid and its salts)
알킬베타인(Alkylbetaine)
이소프로필알콜(Isopropyl Alcohol)
잔탄검(Xanthan Gum)
카라기난(Carrageenan)
터셔리부틸알콜(Tertiary butyl alcohol(TBA))
테트라소듐글루타메이트디아세테이트(Tetrasodium Glutamate Diacetate)

■ 별표 3 | 제조 공정

1. 허용되는 공정

구분	공정명	비고
물리적 공정	흡수(Absorption)/흡착(Adsorption)	불활성 지지체
	탈색(Bleaching)/탈취(Deodorization)	불활성 지지체
	분쇄(Grinding)	
	원심 분리(Centrifuging)	
	상층액 분리(Decanting)	
	건조 (Desiccation and Drying)	
	탈(脫)고무(Degumming)/탈(脫)유(De-oiling)	
	탈(脫)테르펜(Deterpenation)	증기 또는 자연적으로 얻어지는 용매 사용
	증류(Distillation)	자연적으로 얻어지는 용매 사용(물, CO$_2$ 등)
	추출(Extractions)	자연적으로 얻어지는 용매 사용(물, 글리세린 등)
	여과(Filtration)	불활성 지지체
	동결 건조(Lyophilization)	
	혼합(Blending)	
	삼출(Percolation)	
	압력(Pressure)	
	멸균(Sterilization)	열 처리
	멸균(Sterilization)	가스 처리(O$_2$, N$_2$, Ar, He, O$_3$,, CO$_2$ 등)
	멸균(Sterilization)	UV, IR, Microwave
	체로 거르기(Sifting)	
	달임(Decoction)	뿌리, 열매 등 단단한 부위를 우려냄
	냉동(Freezing)	
	우려냄(Infusion)	꽃, 잎 등 연약한 부위를 우려냄
	매서레이션(Maceration)	정제수나 오일에 담가 부드럽게 함
	마이크로웨이브(Microwave)	
	결정화(Settling)	
	압착(SQUEEZING)/분쇄(CRUSHING)	
	초음파(ULTRASOUND)	
	UV 처치(UV TREATMENTS)	
	진공(VACUUM).	

구분	공정명		비고
화학적·생물학적 공정	알킬화(Alkylation)		
	아마이드 형성(Formation of amid)		
	회화(Calcination)		
	탄화(Carbonization)		
	응축/부가(Condensation/Addition)		
	복합화(Complexation)		
	에스텔화(Esterification)/에스테르 결합 전이 반응(Transesterification)/에스테르 교환(Interesterification)		
	에텔화(Etherification)		
	생명 공학 기술(Biotechnology)/자연 발효(Natural fermentation)		
	수화(Hydration)		
	수소화(Hydrogenation)		
	가수분해(Hydrolysis)		
	중화(Neutralization)		
	산화/환원(Oxydization/Reduction)		
	양쪽성 물질의 제조 공정(Processes for the Manufacture of Amphoterics)		아마이드, 4기화 반응(formation of amide and quaternization)
	비누화(Saponification)		
	황화(Sulphatation)		
	가열(Roasting)		
	이온 교환(IONIC EXCHANGE)		
	오존 분해(Ozonolysis)		

2. 금지되는 공정

구분	공정명	비고
금지되는 제조 공정	탈색, 탈취(Bleaching-Deodorisation)	동물 유래
	방사선 조사(Irradiation)	알파선, 감마선
	설폰화(Sulphonation)	
	에칠렌 옥사이드, 프로필렌 옥사이드 또는 다른 알켄 옥사이드 사용 (Use of ethylene oxide, propylene oxide or other alkylene oxides)	
	수은 화합물을 사용한 처리(Treatments using Mercury)	
	포름알데하이드 사용(Use of formaldehyde)	

■ 별표 4 | 오염 물질

중금속(Trace)	카드뮴, 수은, 납, 크롬, 구리, 니켈, 아연, 몰리브덴, 비소, 셀레늄
탄화수소	벤젠, 톨루엔 자일렌, 다핵방향족탄화수소(PAHs)
농약류	살충제, 곰팡이 제거제, 제초제의 잔류물
다이옥신류	폴리염화디벤조다이옥신(P.C.D.D), 폴리염화디벤조푸란(P.C.D.F), 폴리염화비페닐(P.C.B)
방사능	방사성 물질
유전자 재조합 농산물(GMO)	유전자 재조합(GMO) 부산물
동물 유래 물질 중 잔류 의약품	항콕시듐제(anticoccidials), 합성 항생제, 단백동화스테로이드(anabolic steroids)
식물 중 오염 물질	질산염 등
마이코톡신(Mycotoxins)	곰팡이 독소
니트로스아민(Nitrosamines)	

■ 별표 5 | 세척제

1. 포함되어서는 안 되는 원료

무기산 및 알칼리(mineral acids and alkalis)
암모늄계 물질(Products based on ammoniac)
양쪽성계면활성제(amphoteric surfactant)
염소계 물질(Chlorine and chlorinated-based products)
유전자 재조합 미생물계 물질(Products based on genetically modified micro-organisms)
인산염계 물질(Products based on phosphates et de phosphonates)
포름알데하이드(Formaldehyde)
Ethylenediaminetetra-acetic acid(EDTA)

2. 사용 가능한 원료

과산화수소(Hydrogen peroxide/their stabilizing agents)
과초산(Peracetic acid)
락틱애씨드(Lactic acid)
알코올(이소프로판올 및 에탄올)

계면활성제(Surfactant)
- 재생 가능
- EC50 or IC50 or LC50 〉 10 mg/l
- 혐기성 및 호기성 조건하에서 쉽고 빠르게 생분해 될 것(OECD 301 〉 70% in 28 days)
- 에톡실화 계면활성제는 상기 조건에 추가하여 다음 조건을 만족하여야 함
  • 전체 계면활성제의 50% 이하일 것
  • 에톡실화가 8번 이하일 것
  • 유기농 화장품에 혼합되지 않을 것

석회장석유(Lime feldspar-milk)

소듐카보네이트(Sodium carbonate)

소듐하이드록사이드(Sodium hydroxide)

시트릭애씨드(Citric acid)

식물성 비누(Vegetable soap)

아세틱애씨드(Acetic acid)

열수와 증기(hot water and steam)

정유(Plant essential oil)

포타슘하이드록사이드(Potassium hydroxide)

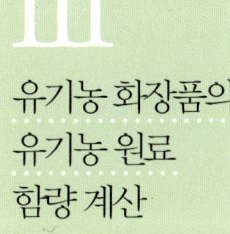

III 유기농 화장품의 유기농 원료 함량 계산

"유기농 화장품의 기준에 관한 고시"에서 정해진 유기농 화장품의 원료 조성과 유기농 화장품의 원료 함량 계산 방식을 알아보자.

제8조(유기농 화장품의 원료 조성)

① 유기농 화장품은 전체 구성 원료 중 10%이상이 유기농 원료로 구성되어야 한다.
② 제1항의 원료 조성 비율은 전체 구성 원료에서 해당 원료의 중량 비율로 계산하며, 계산 방법은 다음 각 호와 같다.

1. 부피는 중량으로 환산하여 계산한다.
2. 농축, 희석 등 가공한 원료는 가공 이전 상태로 환산한 중량으로 계산한다.
3. 원료에 유기농 원료가 혼합되어 있을 경우 원료에서 유기농 원료의 비율만큼 유기농 원료의 함량으로 인정하여 계산한다.
4. 건조한 유기 농수산물을 추출한 원료의 경우 건조한 유기 농수산물의 함량이 5% 이상이면 그 추출물에 대하여 100% 유기농 원료의 함량으로 계산하며, 함량이 5% 미만이면 그 추출물에 대하여 함량에 비례하여 계산한다. 다만, 건조하지 않은 유기 농수산물을 사용하는 경우 그 사용량에 1/4를 곱한 값을 건조한 유기 농수산물의 함량으로 한다.

유기농 추출물 함량 계산

1 | 건조된 유기 농산물 추출물 구성 비율(물, 소금 제외 후)

- 건조된 유기 농산물의 추출한 원료의 경우에는 건조된 유기 농산물 함량이 5% 이상이면 그 추출물은 100% 유기농 원료로 계산한다.

성분	중량(kg)	비율(%)
건조된 유기농 라벤더 추출물	5	5%
정제수	95	95%

함량 100% 유기농 라벤더 추출물

2 | 건조하지 않은 유기 농산물 추출물 구성 비율(물, 소금 제외 후)

- 건조되지 않은 원료는 그 사용량에 1/4를 곱한 양을 건조된 유기 농산물의 양으로 한다.

성분	중량(kg)	비율(%)
건조된 유기농 라벤더 추출물	20	20%
정제수	80	80%

함량 98% 유기농 라벤더 추출물

유기농 추출물 함량 계산

1 | 유기농 건잎을 비 유기농 용매와 물 혼합액으로 추출한 경우

- 유기농 건물 5kg을 2%의 비 유기농 NAPRE와 98%의 물 혼합액으로 추출하여 100kg의 추출물을 생산한다.

| 함량 98%
유기농 라벤더 추출물 |

구분	배합량		배합비
건라벤더	5kg		5%
정제수	100kg	100%	98%
비 유기농 NAPRE			2%
계	100kg		

- 유기농 비율 계산
  ① 유기농 건잎 5kg/용매 100kg= 5%(건잎의 유기농 비율이 5%이상이기에 100% 유기농으로 인정)
  ② 비 유기농 용매의 함량 제외 (비 유기농 NAPRE) 100% − 2%= 98%

2 | 유기농 생잎을 비 유기농 용매와 물 혼합액으로 추출한 경우

- 유기농 생잎 20kg을 2%의 비 유기농 NAPRE 와 98%의 물 혼합액으로 추출하여 100kg의 추출물을 생산한다.

| 함량 98%
유기농 라벤더 추출물 |

구분	배합량		배합비
생라벤더	20kg		20%
정제수	100kg	100%	98%
비 유기농 NAPRE			2%
계	100kg		

- 유기농 비율 계산
  ① 유기농 생잎 20kg/용매 100kg= 20%
     생잎이기 때문에 20%*1/4= 5% (생잎의 유기농 비율이 5%이므로 100% 유기농으로 인정)
  ② 비 유기농 용매의 함량 제외 (비 유기농 NAPRE) 100% − 2%= 98%

3 | 건조 라벤더가 5%에 비 유기농 용매 NAPRE 2%의 유기농 라벤더 추출물 98%로 구성된 유기농 원료를 가지고 제조시 제품은 아래와 같은 비율로 계산되어야 한다.

유기농 함량 96.2% 제품

구분	배합량	배합비	비고
유기농 글리세린	8.0g	8.0%	유기농 함량 8.0g
유기농 라벤더 추출물	90.0g	90.0%	유기농 함량 88.2%
프로판디올	1.0g	1.0%	
황금 추출물, 모란 뿌리 추출물, 감초 추출물	1.0g	1.0%	
계	100.0g	100.0%	유기농 함량 96.2%

★ 유기농 비율 계산 : (90%*0.98+8) = 96.2%
★ 유기농 라벤더 추출물 (90%*0.98) + 유기농 글리세린 8%

BOS 유기농 병풀 세럼 계산

유기농 원료 %	비 유기농 %	유기농 추출물 함량
유기농 병풀 잎 수 92% 유기농 마치현 추출물 2% 유기농 캐모마일 꽃 수 3%	하이알루노닉애씨드 0.7% 디포타슘글리시리제이트 0.1% 황금 추출물, 모란 뿌리 추출물, 감초 추출물 2% 한방 컴플렉스 0.2%	유기농 병풀 잎 수 98% 유기농 마치현 추출물 98% 유기농 캐모마일 꽃 수 98%
유기농 함량 계산	**비 유기농 함량 계산**	**병풀 세럼 유기농 함량**
유기농 병풀 잎 수 92% * 0.98 = 90.16 % 유기농 마치현 추출물 2% * 0.98 = 1.96 % 유기농 캐모마일 꽃 수 3% * 0.98 = 2.94%	하이알루노닉애씨드 0.7% 디포타슘글리시리제이트 0.1% 황금 추출물, 모란 뿌리 추출물, 감초 추출물 2% 한방 컴플렉스 0.2%	병풀 세럼 유기농 함량 90.16% + 1.96% + 2.94% = 95.06%

IV. 국제 유기농 화장품 인증 기관

국가	인증기관	로고	내용 및 인증 기준	비교 및 구분
프랑스	프랑스 농어업부	AB AGRICULTURE BIOLOGIQUE	Agriculture Biologique는 CMLC(농식품 표시 및 인증 국가 위원회)의 자문을 통해 인증한다. 1980년 공식 인정된 유기농 식품 인증으로, 친환경적인 생산 방식을 통해 생산된 제품임을 보증한다. 인증을 획득하기 위해서는 품질의 우수성, 고유하고 지속적인 제품의 특징, 유기농 인증의 경우 친환경적인 생산 방식을 검증받아야 한다.	정부 기관
	Eco-cert	ECO CERT	농산물 및 그 가공품에 대해 유기농 제품 여부를 심사하여 인증해 주는 민간 기관이다. 원료 수확 방법에서부터 완제품까지 유기농 화장품을 전면적으로 규제하여 약 6천여 종의 화장품 성분 중 260여개 품목에 대해 유기농 성분으로 인증하고 있다. 원료 및 완성품에 대한 방사능 처리를 금지한다. · 전체 성분의 95% 이상이 천연 성분이어야 한다. · 제품 성분 중 10% 이상이 유기농 인증을 획득해야 한다. · 동물 실험을 금지한다. · 지정 화학 성분을 사용 금지한다.(미네랄 오일, 실리콘, PEG, 카보머, 파라벤, 페녹시 에탄올, 인공 향료, 인공 색소) · 유전자 조작 원료를 사용 금지한다.	민간 기관
	코스메 비오	COSMETIQUE BIO CHARTE COSMEBIO	에코서트가 설립한 프랑스 유기농 화장품 인증 기관으로, 코스메 비오와 코스메에코 2가지 인증 마크를 부여한다. · 물을 포함한 전체 성분 중 최소 10%가 인증 받은 유기농 성분이어야 한다. · 전체 식물 성분의 95%가 인증 받은 유기농 성분이어야 한다. · 합성 성분은 5%를 넘지 않아야 한다. · 방부제 등은 전체 구성 성분의 5% 내에서 벤조산, 살리실산과 같은 유사 보존제를 사용할 수 있다. · 성분 중 에코서트가 지정한 합성 성분이 포함되어 있어서는 안 된다.	민간 기관
	코스메 에코	COSMETIQUE ECO CHARTE COSMEBIO	화장품 전체 성분의 50%가 식물에서 추출된 것이어야 하고, 전체 성분 중 5% 이상은 인증된 유기농 원료를 사용해야 한다.	민간 기관
호주	ACO	AUSTRALIAN CERTIFIED ORGANIC	ACO(Australian Certified Organic)는 BFA에 소속되어 있는 호주의 대표적인 유기농 인증 기관이다. 80% 이상 유기농 원료를 사용한 제품에만 부착할 수 있으며 호주 국내에서 소비자 인지도가 높은 유기농 마크이다. · 재배 과정에서 화학 비료와 농약 등 화학 성분을 사용하지 않은 농법으로 재배된 원료를 사용한다. · 유전자 변형을 거치거나 동물 실험을 요구하는 성분을 사용해선 안 된다. · 물을 제외한 완제품의 전체 원료 중 95% 이상이 유기농 성분으로 이뤄져야 한다.	민간 기관

국가	인증기관	로고	내용 및 인증 기준	비교 및 구분
호주	OFC		OFC(Organic Food Chain)는 1997년 설립한 IFOAM 가입 단체로, 영국토양협회와 IFOAM 관리 규정에 따르는 세계적 인증 기관이다. · 최소 95%의 유기농 성분이어야 한다. · 동물 실험을 금지한다. · 인공 합성 가공을 최소화한다. · 보존제는 천연 원료를 사용한다.	민간 기관
캐나다	AAFC		AAFC(Agriculture and Agri-food Canada)는 2009년 6월, 유기농 식품에 대해 연방 정부의 유기농 식품 인증 로고 부착을 의무화하였다. 유기농 식품에 대한 인증을 강화하고 자국 유기농 식품의 품질 및 브랜드 인지도를 향상시키고 수출을 증대하는 것을 목적으로 한다.	민간 기관
캐나다	OCIA		OCIA(Organic Crop Improvement Association)는 유기농 식품에 대한 인증을 제공하는 비영리 기관이다.	민간 기관
캐나다	Pro-Cert Organic System		유기농 식품 인증을 제공하는 두 기업인 Pro-Cert Organic System 사와 Organic Crop Producers&processors 사의 합병으로 1997년 설립된 인증 기관이다. 캐나다 및 미국 지역의 1700여 유기농 식품 생산자, 유통 업체 등에 인증을 제공하였다.	민간 기관
미국	USDA		미국 농무성이 주관하는 유기농 인증 마크로, 95% 이상의 원료가 유기농이어야 제품 주요 표시란에 ORGANIC 표시가 가능하다. '물과 염류를 제외하고 중량 기준으로 제품의 95% 이상이 유기농 방식으로 생산된 성분 사용'이라는 의미가 내포되어 있다. 만약 성분이 70%까지가 유기 농업 방식으로 생산된 제품이라면 '유기농으로 제조'라고 말하고, 유기 영농 방식으로 생산된 성분만으로 제조했다면 '100% 유기농'이라고 표현하는 식이다. 검은색 마크는 100% 유기농 원료를 사용한 제품에, 초록색 마크는 95% 이상인 제품에 표기한다. · 합성 색소, 합성 향료, 합성 방부제 사용을 금지한다. · 파라벤 실리콘 및 기타 석유 제품 사용을 금지한다. · 천연 원료의 방부제 사용을 금지한다. · 명확한 라벨 표기를 준수한다.	정부 기관
미국	NSF International		1994년에 설립된 인류 건강과 안전을 추구하는 비영리 기구이다. NSF의 회원사인 QAI(Quality Assurance International)를 통해 유기농 인증을 실시한다. NSF는 보건 안전과 환경 보호를 위하여 규격 개발, 교육 제공 및 안전성 검토에 입각한 품질 규격을 제정하여 해당 제품들의 적합성을 평가하는 기관이다. MSF 마크는 북미 시장에서 강제 규격(통관 규제 품목)으로 되어 있으며 수출 제품의 내장 부품 및 재질까지 독성 유무를 확인한다. 미국 캐나다, 멕시코, 중남미, 일본, EU 지역에서 인증 활동을 실시한다.	민간 기관

국가	인증기관	로고	내용 및 인증 기준	비교 및 구분
미국	OASIS		OASIS(The organic and Sustainable Industry Standards)는 무역협회로 알려진 비영리 공동 기구이다. 회원사로 로레알, 아베다, 에스티로더 등이 가입되어 있다.	민간 기관
	FOG		FOG(Florida Certified Organic Growers and Consumers, Inc)는 1996년에 설립된 비영리 기구이다. USDA 및 IOS65 프로그램으로 인증 업무를 수행한다. 9기객과 미국 내 37개주에 480곳 이상의 고객에게 인증을 수행하고 있다	민간 기관
일본	NASAA		NASAA(National Association for Sustainable Agriculture Australia)는 1986 설립한 호주 농업진흥청인 IFOAM 기준에 따른 인증 기관이다.	정부 기관
	BFA		BFA(Biological Farmers Australia-호주유기농협회)는 호주 농어업산림부에 등록된 인증 조합 중 가장 큰 규모로, 6개월 단위로 유기농 제품에 대한 검사와 인증을 실시한다.	민간 기관
	JAS		일본 농산물 및 임산물 규격 법률 기준에 따라 유기농으로 재배한 재료만을 사용한 식품에 부여하는 인증 마크이다. IFOAM 기준을 따르며, 등록 인가 기관의 검사를 받아 합격한 농가 및 제조 업체만 마크를 표시할 수 있다. 다년생은 3년이상, 1년생 농산물은 2년 이상 유기농으로 재배해야 한다.	정부 기관
독일	DEMETER		1924년 베를린의 강의 '농어 강좌'에서 제시한 자연 농업 방법을 기초로 하여 설립된 민간 인증 기관이다. 전세계 43개국의 4,200 생산자가 가입되어 있다. 인증 범위는 원료에 한하고 환경(지하수와 동물을 포함)을 위한 독성에 대해 제한한다. · 최종 소비자와 근로자를 위한 독성을 제한한다. · 퇴행 기능성 말소 · 방출물 · 개인적 매개 변수(중금속, 살충제 등) · 유기농법에 의한 생산물 · 재활용이 가능한 물질을 사용한다.	민간 기관
	BDIH		독일의 제약, 건강용품, 식품 및 화장품 회사들이 모여 1957년에 결성한 자연주의 이념을 가진 환경 연합 단체이다. 인증범위는 화장품, 식품첨가물, 천연식품이며, BDIH 인증을 받은 화장품 브랜드는 타우트로프, 아발론, 로고나, 리빙네이처 등이다. · 모든 원료는 생명 공학에 기초를 둔 품질 기준으로 생산된 것만을 사용한다. · 방사능에 노출시켜 살균을 하거나 방사능 물질에 의한 유전자 변형이 된 원료를 금지한다. · 천연 방부제만 사용한다. · 식물이나 미네랄에서 얻은 원료를 사용한다. · 동물 실험이나 죽은 동물로부터 획득한 원료를 금지한다.	민간 기관

국가	인증기관	로고	내용 및 인증 기준	비교 및 구분
뉴질랜드	NZBPCC		뉴질랜드의 비영리 단체이고 IFOAM의 회원으로 곡물, 가축, 채소 등 식품에 대한 인증을 시행해 온 기관이다. · 최소 95% 이상의 유기농 성분 함유를 기준으로 한다. · 유전자 조작을 금지한다. · 인체에 무해한 것을 기준으로 한다. · 환경에 미치는 영향의 최소화를 기준으로 한다. · 성분에 대한 인공 합성 가공의 최소화를 기준으로 한다. · 명확한 라벨 표기를 원칙으로 한다.	민간 기관
영국	영국토양협회 (The Soil Association)		식품과 농업 분야의 지역적, 계절적 유기농법 방식의 경작을 활성화하기 위하여 1946년 설립하였고 1973년부터 유기농 인증 제도를 실시하였다. 인증 범위는 화장품, 원료이다. · 유전자 조작 및 동물 실험 성분을 금지한다. · 최소 95%의 유기농 성분을 함유한다. · 70% 이상 사용한 제품은 '00% 유기농원료 사용'이라는 라벨을 붙여야 한다. · 동물 성분은 유기농법의 기준에 부합된 동물에서 추출해야 한다. · 인공적 나노 입자 함유 성분을 금지한다.	민간 기관
스위스	BIOSUISSE		1981년 설립한 스위스 유기농업 기구 협회이다. 스위스의 유기농 생산품 인증 시장의 약 60%를 점유하고 있다.	민간 기관
이탈리아	AIAB		이탈리아 유기농협회는 이탈리아에서 가장 오래된 유기농 인증 기관으로, 2000년에는 이탈리아 DEMETER 등과 함께 ICEA를 설립하였다. 현재 AIAB 인증은 ICEA에서 담당하고 있으며, 이탈리아 전역에 20개 지부를 두고 인증 업무를 수행하고 있다. 240여 개의 인증을 보유하고 있고 인증 범위는 화장품과 원료이다.	민간 기관
	CCPB		1988년 설립된 협동조합으로, 조합원과 생산 가공업자, 관련 유통 업체를 지원한다. 인증 범위는 원료이다.	민간 기관
	ECOGRUPPO Italia		1992년 설립된 유기농 인증 기관으로, 인증 범위는 화장품, 식품, 호장, 호텔이다.	민간 기관

※ 참고 : 대한뷰티산업진흥연구원

주요 유기농 화장품 인증 기준의 비교

■ 표 10 | 유기농 화장품 유기농 함량에 따른 인증 기준 비교

구분	ECOCERT COSME-BIO [프랑스]	USDA [미국]	JAS [일본]	COSMOS [EU]	MFDS 유기농 화장품의 기준에 관한 고시
인증 기준	천연 유래 원료, 식물 성분 95% 이상 유기농 성분, 10% 이상 유기농 원료 [물, 소금 포함]	95% 이상 유기농 원료 [물, 소금 제외]	95% 이상 유기농 원료 [물, 소금 제외]	95% 이상 천연 유래 원료, 식물 성분 95% 이상 유기농 성분 20% 이상, [물, 소금 포함]	10% 이상 유기농 원료 [물, 소금 포함]
인증 마크				관련된 5개 기관 연동 표기	X

V. 화장품의 허위.과대 광고에 관한 가이드라인

개정 이력서

화장품 표시·광고 관리 가이드라인

제·개정번호	승인일자	주요 내용
B2-2011-4-001	2011. 6. 22.	화장품 표시·광고 관리 가이드라인 제정
B2-2013-4-004	2013. 11. 29.	화장품 표시·광고 관리 가이드라인 개정
B2-2014-4-004	2014. 9. 30.	화장품 표시·광고 관리 가이드라인 개정

이 가이드라인은 법적 효력이 있는 사항이 아니며, 식품의약품안전처에서 이해관계자 등의 의견을 반영하여 현재의 인식 수준에서 화장품 표시·광고에 대한 일반적인 금지 표현의 예시를 제시하고 화장품 표시·광고 실증 주요 대상에 관한 세부적인 기준을 제공하기 위하여 작성되었습니다. 화장품 표시·광고에 대한 법령과 전문가의 의견에 근거하여 식품의약품안전처의 최근 견해를 기술하였으며, 향후 추가적으로 수정될 수 있습니다.

※ 이 가이드라인에 대하여 문의 사항이 있는 경우 아래로 문의하시기 바랍니다.

식품의약품안전처
바이오생약국 화장품 정책과   T. 043-719-3408   F. 043-719-3400

1 | 목 적

이 가이드라인은 화장품법 제13조, 제14조 및 같은 법 시행규칙 제22조, 제23조와 관련하여, 화장품의 용기·포장 또는 첨부 문서의 표시 또는 광고에 사용되는 금지 표현의 예시와 화장품 표시·광고 실증 자료 요청에 관한 주요 대상을 정함으로써 소비자를 허위·과장 광고로부터 보호하고 제조 업자·제조 판매 업자·판매자가 화장품의 표시·광고를 적정하게 할 수 있도록 유도함을 목적으로 한다.

2 | 범위 및 기준

1. 적용 범위

① 이 가이드라인은 제조 업자·제조 판매 업자·판매자(이하 '제조판매업자등'이라 한다)가 화장품의 용기·포장 또는 첨부 문서에 표시(이하 '표시'라 한다) 또는 광고에 사용하는 모든 표현에 적용한다.
② 이 가이드라인은 화장품 관련 법규의 범위 내에서 적용한다.

2. 표시 · 광고 표현 범위

제조 판매 업자 등이 화장품 표시 또는 광고를 할 때 금지 표현 등 세부 사항은 별표 1과 같다.

3. 표시 · 광고 실증의 주요 대상

사실과 다르게 소비자를 속이거나 소비자가 잘못 인식하게 할 우려가 있어서 식품의약품안전처장이 실증이 필요하다고 인정하는 표시 · 광고로서 별표 2에 해당하는 경우에는 실증 자료 요청의 주요 대상으로 한다.

3 | 주의 사항

1. 제조 판매 업자의 위탁을 받은 제조 업자는 수입 화장품의 외국어로 표현된 표시 또는 광고에 대하여 이 가이드라인에 적합하도록 하기 위하여 수정, 삭제, 오버레이블링(over-labelling) 등의 적절한 방법을 사용할 수 있다. 이 경우 유통 과정에서 스티커 등이 훼손되거나 떨어지지 않도록 하여야 한다.
2. 이 가이드라인은 화장품 표시 · 광고의 금지 표현과 실증 자료 요청 대상에 대한 이해를 돕기 위해 제공되는 예시 규정이며, 이 가이드라인에서 규정하지 아니한 사항에 대해서는 화장품법령에 따라 적합 여부를 판단한다.
3. 제조 판매 업자 등은 표시 및 광고를 실증하기 위하여 인체 적용 시험(in vivo) 또는 생체 외 시험(in vitro) 등을 실시하는 경우에는 「화장품 표시 · 광고 실증에 관한 규정」(식품의약품안전처 고시)에서 정하는 바에 따라야 한다.
4. 이 가이드라인에서 정하지 않은 사항에 대하여는 이 가이드라인 외에 식품의약품안전처장이 화장품과 관련하여 별도로 공지한 표시 · 광고에 관한 가이드라인을 적용한다.

4 | 기타 사항

1. 이 가이드라인은 2015년 1월 1일부터 시행한다.
2. 개정 규정은 이 가이드라인 시행 후 최초로 제조 또는 수입되는 화장품(표시에 한함)부터 적용한다.
3. 이 가이드라인 시행 당시 제품명에 '필러'가 포함된 화장품을 제조 · 수입 · 판매하는 자는 2015년 6월 30일까지 개정 규정에 적합하도록 하여야 한다.

[별표 1]

화장품 표시 · 광고의 표현 범위 및 기준

■ 화장품법 제13조 제1항 제1호 관련

구분	금지표현	비고
질병 진단 · 치료 · 경감 · 처치 · 예방, 의약적 효능 · 효과 관련	· 아토피 · 모낭충 · 심신 피로 회복 · 건선 · 노인 소양증 · 살균 · 소독 · 항염 · 진통 · 해독 · 이뇨 · 항암 · 항진균 · 항바이러스 · 근육 이완 · 통증 경감 · 면역 강화, 항알레르기 · 찰과상, 화상 치료 · 회복 · 관절, 림프선 등 피부 이외 신체 특정 부위에 사용하여 의학적 효능, 효과 표방	
	· 여드름 · 기미, 주근깨(과색소 침착증) · 항균단, [별표2] 1.에 해당하는 표현은 제외한다.	단, [별표2] 1.에 해당하는 표현은 제외한다.
피부 관련 표현	· 임신선, 튼살 · 기저귀 발진 · 피부 독소를 제거한다(디톡스, detox) · 피부의 손상을 회복 또는 복구한다. · 상처로 인한 반흔을 제거 또는 완화한다. · ○○○의 흔적을 없애준다. 〈예시〉 여드름, 흉터의 흔적을 제거 · 홍조, 홍반을 개선, 제거한다.(메이크업을 통해 홍조, 홍반을 가려준다는 제외) · 가려움을 완화한다(피부 건조에 기인한 가려움 완화는 제외) · 뽀루지를 개선한다.	
	· 피부 노화 · 셀룰라이트 · 붓기 · 다크서클 · 피부 구성 물질(예:효소, 콜라겐 등)을 증가, 감소 또는 활성화시킨다.	단, [별표2] 1.에 해당하는 표현은 제외한다.

구분	금지표현	비고
모발 관련 표현	· 발모 · 탈모 방지, 양모 · 모발의 손상을 회복 또는 복구한다. · 제모에 사용한다. · 빠지는 모발을 감소시킨다. · 모발 등의 성장을 촉진 또는 억제한다. · 모발의 두께를 증가시킨다. · 속눈썹, 눈썹이 자란다.	
생리 활성 관련	· 혈액 순환 · 피부 재생, 세포 재생 · 호르몬 분비 촉진 등 내분비 작용 · 유익균의 균형 보호 · 질내 산도 유지, 질염 예방 · 땀 발생을 억제한다 · 세포 성장을 촉진한다. · 세포 활력(증가), 세포 또는 유전자(DNA) 활성화	
신체 개선 표현	· 다이어트, 체중 감량 · 피하 지방 분해 · 얼굴 윤곽 개선, V라인 · 체형 변화 · 몸매 개선, 신체 일부를 날씬하게 한다. · 가슴에 탄력을 주거나 확대시킨다. · 얼굴 크기가 작아진다.	
원료 관련 표현	· 원료 관련 설명시 의약품 오인 우려 표현 사용	
기타	· 메디슨(medicine), 드럭(drug), 코스메슈티 등을 사용한 의약품 오인 우려 표현	

■ 화장품법 제13조 제1항 제2호, 제3호 관련

구분	금지 표현	비고
기능성 관련 표현	· 기능성 화장품 심사(보고)하지 아니한 제품에 미백, 화이트닝(whitening), 주름(링클, wrinkle) 개선, 자외선(UV) 차단 관련 표현 · 기능성 화장품 심사(보고) 결과와 다른 내용의 표시·광고 또는 기능성 화장품 안전성·유효성에 관한 심사를 받은 범위를 벗어나는 표시·광고	
원료 관련 표현	· 기능성 화장품으로 심사(보고)하지 아니한 제품에 '식약처 미백 고시 성분 OO 함유' 등의 표현 · 기능성 효능·효과 성분이 아닌 다른 성분으로 기능성을 표방하는 표현 · 원료 관련 설명시 기능성 오인 우려 표현 사용(주름 개선 효과가 있는 OO 원료)	
유기농 화장품 관련	· 식품의약품안전처장이 정한 유기농 화장품 기준에 적합하지 않은 제품에 '유기농(organic)' 관련 표현	

■ 화장품법 제13조 제1항 제4호 관련

구분	금지표현	비고
특정인 또는 기관의 지정, 공인 관련	· ○○ 아토피 협회 인증 화장품 · ○○ 의료기관의 첨단 기술의 정수가 탄생시킨 화장품 · ○○ 대학교 출신 의사가 공동 개발한 화장품 · ○○ 의사가 개발한 화장품 · ○○ 병원에서 추천하는 안전한 화장품	
화장품의 범위를 벗어나는 광고	· 체내 노폐물 제거(피부·모공 노폐물 제거 관련 표현 제외) · 배합 금지 원료를 사용하지 않았다는 표현(무첨가, free 포함) 〈예시〉 無(무) 스테로이드, 無(무) 벤조피렌 등 · 부작용이 전혀 없다. · 먹을 수 있다. · 일시적 악화(명현 현상)가 있을 수 있다. · 필러(filler), 지방 볼륨 생성 · 보톡스 · 레이저, 카복시 등 시술 관련 표현	
줄기세포 관련 표현	· 특정인의 '인체 세포·조직 배양액' 기원 표현 · 줄기세포가 들어 있는 것으로 오인할 수 있는 표현 (다만, 식물 줄기세포 함유 화장품의 경우에는 제외) 〈예시〉 줄기세포 화장품, stem cell, ○억 세포 등	·「화장품 안전기준 등에 관한 규정」[별표 3]에 적합한 원료를 사용한 경우에만 불특정인의 '인체 세포·조직 배양액' 표현 가능

저속하거나 혐오감을 줄 수 있는 표현	· 성생활에 도움을 줄 수 있음을 암시하는 표현
	  - 여성크림, 성 윤활작용
	  - 쾌감을 증대시킨다.
	  - 질 보습, 질 수축 작용
	· 저속하거나 혐오감을 주는 표시 및 광고
	  - 성기 사진 등의 여과 없는 게시
	  - 남녀의 성행위를 묘사하는 표시 또는 광고	

그 밖의 기타 표현	· 동 제품은 식품의약품안전처 허가, 인증을 받은 제품임	· 기능성 화장품으로 심사(보고) 관련 표현 제외

[별표 2]

■ 화장품 표시 · 광고 주요 실증 대상

구분	실증 대상	비고
1. 「화장품 표시 · 광고 실증에 관한 규정」(식약처 고시) 별표에 따른 표현	· 여드름성 피부에 사용에 적합 · 항균(인체 세정용 제품에 한함) · 일시적 셀룰라이트 감소 · 붓기 완화 · 다크서클 완화 · 피부 혈행 개선	· 인체 적용 시험 자료로 입증
	· 피부 노화 완화, 안티에이징, 피부 노화 징후 감소	· 인체 적용 시험 자료 또는 인체외 시험 자료로 입증
	· 콜라겐 증가, 감소 또는 활성화 · 효소 증가, 감소 또는 활성화	· 기능성 화장품에서 해당 기능을 실증한 자료로 입증
	· 기미, 주근깨 완화에 도움	· 미백 기능성 화장품 심사(보고) 자료로 입증
2. 효능 · 효과 · 품질에 관한 내용	· 화장품의 효능 · 효과에 관한 내용 〈예시〉 수분감 30% 개선 효과 　　　 피부결 20% 개선 　　　 2주 경과 후 피부톤 개선	· 인체 적용 시험 자료 또는 인체외 시험 자료로 입증
	· 시험 · 검사와 관련된 표현 〈예시〉 피부과 테스트 완료 　　　 oo시험 검사 기관의 oo 효과 입증	· 인체 적용 시험 자료 또는 인체외 시험 자료로 입증
	· 제품에 특정 성분이 들어 있지 않다는 '무(無)oo' 표현 금지 표현(배합 금지 원료를 사용하지 않았다는 표현)을 제외한 경우에 한함	· 시험 분석 자료로 입증 - 단, 특정 성분이 타 물질로의 변환 가능성이 없으면서 시험으로 해당 성분 함유 여부에 대한 입증이 불가능한 특별한 사정이 있는 경우에는 예외적으로 제조 관리 기록서나 원료 시험 성적서 등 활용 가능
	· 타 제품과 비교하는 내용의 표시 · 광고 〈예시〉 "oo보다 지속력이 5배 높음"	· 인체 적용 시험 자료 또는 인체 외 시험 자료로 입증

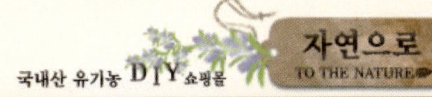
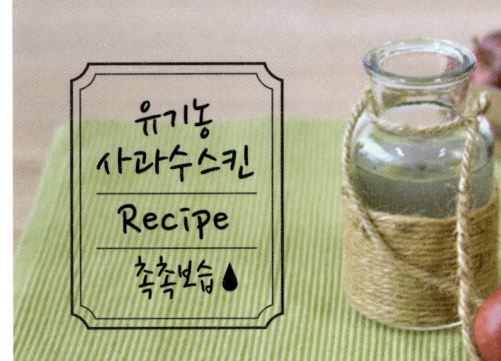
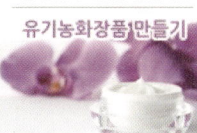

Do it your self !

유기농원료 DIY 쇼핑몰
www.diyorganic.co.kr

유기농 화장품 원료구매

유기농 화장품 DIY에 필요한 **유기농 원료 및 완제품**을 합리적인 가격에 편리하게 구매하실 수 있습니다.

전문적인 아카데미교육

좀 더 **구체적이고 전문적인 레시피**와 교육 및 컨설팅을 원하시는 분을 위한 아카데미입니다. 1일 체험 과정도 준비되어 있습니다.

초보자가이드와 이벤트

신규 고객을 위한 적립금 및 증정 이벤트와 DIY **초보자도 쉽고 편하게** 이용할 수 있는 가이드가 준비되어 있습니다.

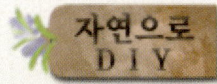

보다 자세한 내용을 원하시면 문의주시기 바랍니다.
고객센터 : 070-8670-1900 / www.diyorganic.co.kr

옷을 만드는 일이 누구보다 행복한 이들에게 주는 최고의 선물!

핏이 좋은 패턴으로 유명한 디자이너
JAYa의 옷 만들기

옷을 만드는 행복한 시간

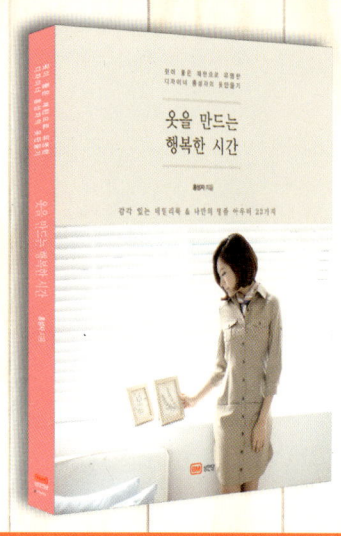

이 책은 초보자도 만들 수 있는 간단한 티셔츠부터 명품 옷에서나 느낄 수 있는 핏감이 좋은 아우터에 이르기까지 사계절 입을 수 있는 옷을 두루 소개하고 있다. 그리고 옷을 만들 때 알아두면 좋은 봉제 기법도 골고루 다루고 있어 이 책에 수록된 옷을 모두 만들고 나면 어떤 옷이라도 만들 수 있는 자신감이 생긴다.

홍성자 저 | 160쪽 | 16,800원

냉장고 속 57가지 재료로 만드는 272가지 집밥 레시피

마음속 허기까지 달래주는

감성집밥

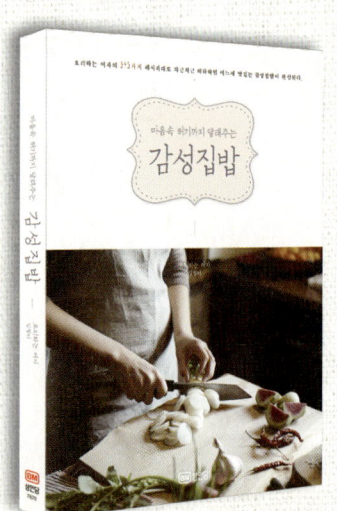

냉장고 속 57가지 제철재료로 만들어 매일 먹어도 질리지 않는 272가지 특별한 감성집밥 레시피를 소개합니다.

• 정성을 담아 더욱 따뜻하고 맛있는 감성집밥
• 친근한 냉장고 속 재료로 만드는 살아있는 진짜 집밥
• 고기, 채소, 달걀&가공식품, 해산물 등 주재료 별로 정리한 활용 만점 레시피

김정미 저 | 360쪽 | 15,800원

---

www.cyber.co.kr | TEL 031-950-6300 | FAX 031-955-0510 | BM 성안당